LETTRES A MON AMI X....

SUR LES EAUX NATURELLES

IODO-BROMO-PHOSPHATÉES

ET ARSÉNICALES

DE

SAXON-LES-BAINS

Canton du Valais (Suisse)

Age quod agis.

Par le Docteur BERGERET, DE SAINT-LÉGER

Lauréat des Hôpitaux de Paris

PARIS

Chez GERMER-BAILLIÈRE, rue de l'École-de-Médecine, 17

1866

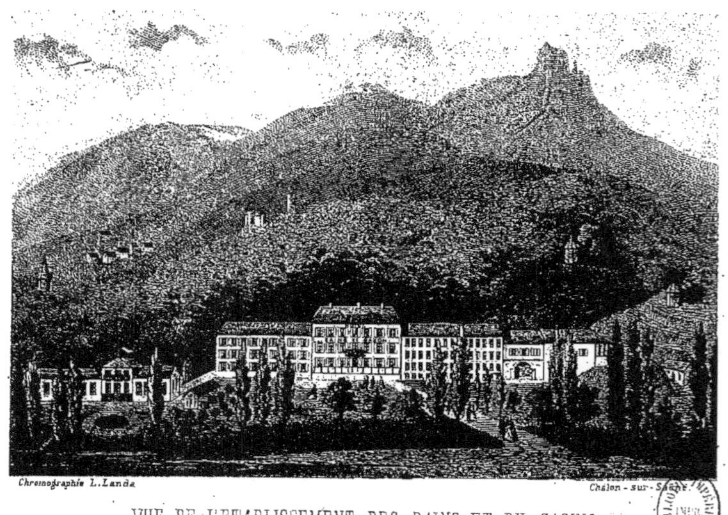

VUE DE L'ETABLISSEMENT DES BAINS ET DU CASINO

Ainsi que de PIERRE-à-VOIR, (9500 pieds) d'où l'on descend en traineau en 25 minutes.

LETTRES A MON AMI X....

SUR LES EAUX NATURELLES

IODO-BROMO-PHOSPHATÉES

ET ARSÉNICALES

DE

SAXON-LES-BAINS

Canton du Valais (Suisse)

OUVRAGES DU MÊME AUTUUR

Du Choix d'une station d'hiver et, en particulier, du climat d'Antibes, Etudes physiologiques, hygiéniques et médicales. Chez *J.-B Baillière et Fils*, rue Haute-Feuille, 19.

Mémoire sur l'Etiologie du Goître, qui a paru dans la *France Médicale* du n° 92 au n° 97 inclusivement, 1865.

Philosophie des Sciences Cosmologiques, et Critique des Sciences et de la pratique médicales. Chez *Germer-Baillière*, rue de l'École-de-Médecine, 17.

Chalon-sur-Saône, typ. L. LANDA.

LETTRES A MON AMI X....

SUR LES EAUX NATURELLES

IODO-BROMO-PHOSPHATÉES

ET ARSÉNICALES

DE

SAXON-LES-BAINS

Canton du Valais (Suisse)

Par le Docteur BERGERET, DE SAINT-LÉGER

Lauréat des Hôpitaux de Paris

PARIS

Chez GERMER-BAILLIÈRE, rue de l'École-de-Médecine, 17

1866

A MON AMI ET COUSIN

HENRI ALIN, DE DENNEVY

LETTRES A MON AMI X....

SUR LES EAUX NATURELLES

IODO-BROMO-PHOSPHATÉES

ET ARSÉNICALES

DE

SAXON-LES-BAINS

Canton du Valais (Suisse)

LETTRE PREMIÉRE

INTRODUCTION

Cher ami,

Tu me demandes une petite relation de mon séjour aux eaux naturelles iodo-brômo-phosphatées et arsénicales de Saxon. Je vais essayer de satisfaire ta curiosité. Puisse ce que je vais t'en dire t'intéresser !

Avant de t'entretenir des propriétés physiologiques et médicinales de ces eaux, il faut d'abord que tu connaisses leur minéralisation. Voici d'après Ossian Henry père, membre de l'Académie de médecine et chef des travaux chimiques de cette société savante, la composition élémentaire de la source de Saxon :

A. *Principes volatils*

Acide carbonique libre........................... traces légères.
Acide sulfhydrique libre ou combiné..... sensible mais inapprécié.

B. *Principes fixes.*

Bicarbonates	de chaux	0,3200	0,3490
	de magnésie	0,0290	
Iodures....	de calcium	0,1100	Iode pur 0,0937
	de magnésium		
Bromures ..	de calcium	0,0410	Brôme pur 0,0324
	de magnésium		
Chlorure de sodium		0,0190	
Sulfates supposés anhydres	De chaux	0,0200	0,3710
	De magnésie	0,2900	
	De soude	0,0610	
Sel de potasse		0,0040	
Acide silicique Alumine		0,0500	
Phosphate terreux		traces sensibles	
Principe arsénical...		indiqué et sensible	
Sel ammoniacal		indiqué	
Sesquioxyde de fer.....		0,0040	
Manganèse		traces	
Matière organique azotée (acide crénique sans doute)		très-sensible	
	TOTAL	0,9480	

C'est l'analyse la plus complète qui ait paru jusqu'à ce jour. Elle se trouve dans deux brochures de l'honorable académicien (eau minérale iodobromurée calcaire, de Saxon en Valais (Suisse), nouvelle analyse chimique, par M. Ossian Henry père, membre de l'Académie impériale de médecine et chef de ses travaux chimiques etc. ; Extrait du *Journal de Pharmacie et de Chimie*, septembre et octobre 1856) et dans : (De l'eau minérale naturelle iodobromurée calcaire de Saxon en Valais (Suisse) et de la roche Dolomique qui lui donne naissance, par Ossian Henry père, 1859).

Cette analyse, que je viens de transcrire, est bien plus

complète que celle qui se trouve dans le rapport que O. Henry a lu dans la séance du 24 avril 1855, et qui est inséré dans le n° 59 de la *Gazette des Hôpitaux*, page 235.

Je n'ai aucun intérêt à exagérer ni a critiquer la minéralisation et les propriétés médicinales de la source de Saxon. Je n'ai qu'une dette de reconnaissance à payer en échange du soulagement que cette eau m'a procuré. Je ne dois donc pas te laisser ignorer que dans plusieurs villes de nos environs, il existe contre cette source si bienfaisante, de regrettables préjugés. A Lyon notamment, le Docteur ***, une célébrité, s'obstine à ne vouloir ni envoyer ses malades à Saxon, ni ordonner cette eau en boisson.

Au printemps dernier voici ce qu'il m'arriva : j'ordonnai une saison aux eaux de Saxon à des malades se trouvant dans des cas tout-à-fait spéciaux. Ces personnes désirèrent consulter à cet égard ce savant confrère lyonnais ; son avis fut conforme au mien relativement au diagnostic, mais il s'opposa vigoureusement à une saison à Saxon, en disant : Saxon est la bouteille à l'encre, si ces chimistes ont trouvé de l'iode dans leurs analyses, c'est qu'on en avait mis préalablement dans la source.

Or, cher ami, Ossian Henry et d'autres chimistes ont calculé que la supercherie, si elle avait lieu, ne coûterait que la *modique somme de un million* par an (1). Ce n'est vraiment pas la peine de se priver de cette fantaisie pour établir la réputation d'un établissement !!! Et comme depuis treize ans tous les chimistes et tous les médecins qui vont à Saxon, s'amusent à constater, presque tous les jours, la présence de l'iode, le propriétaire aurait ainsi noyé *treize millions* dans l'espoir d'attirer des malades, tandis qu'il ne fait aucune réclame ni dans les journaux de médecine ni dans les journaux politiques, pour réfuter cette absurdité ! L'histoire de la sophistication des eaux de Saxon est bonne ! nous y reviendrons dans une autre lettre.

---

(1) Eau minérale iodobromurée calcaire de Saxon-en-Valais (Suisse). Nouvelle analyse chimique, etc. Note, page 8. — O. Henry père.

Tu conçois que mes malades ayant à choisir entre Saxon ordonné par moi et Challes ou Allevard prescrits par mon confrère, le plus grand nombre suivit les conseils du *général*. Heureusement, quelques-uns eurent confiance dans le *simple soldat* et se rendirent à l'établissement que je leur avais indiqué.

Les effets curatifs merveilleux que je constatai chez mes malades, à leur retour : guérison de pharyngites granuleuses, guérison d'une tumeur osseuse de nature spéciale, guérison d'engorgements de la glande thyréoïdienne, guérison d'engorgements du col, etc., m'engagèrent à aller moi-même à Saxon pour une affection personnelle d'abord, et pour juger en même temps, sur place, de la valeur réelle de ces eaux. J'ai été émerveillé, j'espère que tu partageras mon admiration quand tu auras lu mes lettres.

Cependant une pareille défiance de la part d'un homme si considérable que le confrère de Lyon, doit être légitimée par quelque chose de grave. Une prévention de sa part impressionne tous ceux qui l'entourent ou qui ont affaire avec lui. J'avoue donc, bien sincèrement, que malgré les beaux résultats dont j'avais été témoin, je suis allé à Saxon sous l'empire d'une défiance extrême. Aussi, avec cette idée de supercherie possible, j'étais résolu à prendre toutes sortes de précautions pour qu'on ne me trompât pas ; mais j'ai vu immédiatement que toute minéralisation artificielle de l'eau était impossible.

En effet, comment iodurer artificiellement et d'une manière régulière, un puits de sept à huit mètres de profondeur ; quand depuis les cinq heures du matin jusqu'à six ou sept heures du soir il y a constamment des buveurs ? Comment minéraliser artificiellement une source qui fournissait autrefois 500,000 litres d'eau en 24 heures, une petite rivière minérale comme dit O. Henry et comme le répète Constantin James dans sa 3e édition 1857 ? Comment la minéraliser artificiellement, même aujourd'hui qu'elle ne débite plus que 300,000 litres, depuis qu'un tremblement de terre a crevassé la roche par où elle passe ? Non seulement une pareille idée n'est pas admissible, mais elle est dérisoire quand on songe aux sommes fabuleuses qu'il faudrait dépenser, sans tenir compte des difficultés de l'exécution qui sont insurmontables comme nous le verrons bientôt. Dans une prochaine lettre je t'expliquerai le mécanisme fort simple de l'ioduration de cette eau par lixiviation de la roche dolomique.

La prévention de notre confrère de Lyon et celle de beaucoup d'autres médecins tiennent au fait suivant.

Un certain Morin, mort actuellement, était chimiste à Genève. Sur la prière du docteur Claivaz, il fit, en 1844, l'analyse des eaux de la source de Saxon. Il constata la présence de sulfates, de carbonates alcalins etc., mais ni les iodures, ni les bromures, ni aucun des principes réellement actifs, tenus en dissolution dans ces eaux, ne figurent dans son analyse. Il ne les cherchait pas, il ne devait nécessairement pas les trouver.

Or, en 1852, quand on constata la présence de l'iode en grande quantité dans cette source, son amour-propre de chimiste s'en mêla ; il écrivit partout que si les autres chimistes trouvaient de l'iode, c'est qu'on en avait mis au préalable dans le puits et que ses confrères se laissaient abuser. Ce sont bien là les propos tenus par le confrère lyonnais

MM. Rivier et de Fellenberg, qui étaient accusés de se laisser tromper, lui répliquèrent vertement dans la petite brochure : (Sur la présence de l'iode dans l'eau minérale de Saxon (Valais), second travail par MM. Rivier et de Fellenberg, lu par Rivier à la société vaudoise des sciences naturelles, le 2 février, 1853). Je cite textuellement : « Dans un premier travail publié dans la Bibliothèque universelle de Genève (cahier de septembre 1852, page 59), nous avons confirmé l'annonce, faite par Césati et Pignant, de la présence de l'iode dans l'eau minérale de Saxon. La dose énorme que nous avons trouvée (0,090 par litre) nous avait engagés à vérifier quelques points de l'analyse de M. Morin, *qui n'avait point indiqué d'iode* (Bibliothèque universelle de Genève, année 1844, p. 59) ; et nous trouvant partout en complet désaccord avec lui, nous avions conclu à la nécessité d'une nouvelle analyse que nous *lui laissions le soin de faire.* »

« M. Morin reprit effectivement son travail et le 16 décembre dernier, 1852, il en communiquait les résultats passablement surprenants à la société de physique de Genève. — Trouvant de l'iode dans l'eau après s'être fait annoncer aux bains, n'en trouvant plus dans celle prise à l'improviste ou par une tierce personne, il laissait tirer la conclusion au lecteur, et en déduisait la parfaite exactitude de sa première analyse. »

« Nous ne pouvions admettre une pareille conclusion sans de nouvelles recherches, et, plus que jamais, il fallait les diriger de manière à prévenir tout soupçon de fraude et à lever tous les doutes. Nous nous décidâmes donc à retourner à Saxon et voici le plan que nous arrêtâmes avant notre départ. »

« Nous devions arriver à l'improviste et prendre immédiatement de l'eau avant d'avoir communiqué avec personne. La source devait ensuite être fermée d'un cadenas dont la clef ne nous quitterait plus. Pendant plusieurs jours de suite et plusieurs fois dans la journée, nous y puiserions de l'eau qui serait à mesure examinée et analysée le cas échéant, par rapport à l'iode. Nous devions, en même temps, examiner à fond le puits d'où jaillit la source, les roches voisines et la cave de l'établissement où l'on nous annonçait avoir trouvé de l'iode. Dans ce but nous emportions avec nous, outre tous les réactifs nécessaires, nos marteaux, un crochet à pointe et une sonde en gutta percha qui devait nous permettre de puiser l'eau dans la fente du rocher jusqu'à vingt pieds de profondeur. »

Du 24 janvier au 29, inclusivement, toutes les demi-heures et même parfois tous les quarts d'heure, de l'eau fut puisée avec les précautions signalées et analysée sur le champ. Or tous les jours ces chimistes trouvèrent de l'iode.

Enfin, Morin, après avoir écrit dans tous les journaux, dans toutes les revues scientifiques, qu'il soutenait sa première manière de voir, que la supercherie était évidente, que lui seul disait la vérité, que la source de Saxon ne contenait pas un atôme d'iode naturel, après avoir dit et redit toutes ces niaiseries, il finit par se rendre à l'évidence ; mais il ajouta, pour ménager son amour-propre, que la présence de l'iode était intermittente et qu'on ne pouvait baser aucun traitement rationnel sur la minéralisation de cette eau.

Il est de toute évidence, pour moi, que notre confrère lyonnais a été induit en erreur par les diatribes de Morin.

Cher ami, pour te renseigner aussi complètement que possible sur la valeur médicinale des eaux de Saxon, les renseignements que j'ai pris sur place, me seraient insuffisants ; mais une foule de brochures ont déjà paru sur ces eaux, et voici les titres de celles que j'ai pu me procurer et à l'aide desquelles je vais remplir mon cadre.

1° (Sur la présence de l'iode dans l'eau minérale de Saxon (Valais) second travail de Rivier et de Fellenberg, lu par L. Rivier à la Société Vaudoise des sciences naturelles, le 2 février 1853).

2° (Note sur l'eau minérale iodobromurée de Saxon par Ossian Henry 1855).

3° (Eau minérale iodo-bromurée calcaire de Saxon, en Valais (Suisse) nouvelle analyse chimique par Ossian Henry père. — Extrait du *Journal de Pharmacie et de Chimie*, septembre et octobre 1856.)

4° (Notice sur les bains iodés de Saxon (Valais) par les docteurs Clairvaz et Warnery. — Lausanne 1857).

5° (Saxon-les-Bains. — Canton du Valais (Suisse) par Grillet. — Sion 1859.

6° (De l'eau minérale naturelle iodo-bromurée calcaire de Saxon-en-Valais (Suisse), et de la roche dolomique qui lui donne naissance, par O. Henry père, Paris, 1859.)

7° De l'eau minérale naturelle iodobromurée de Saxon-en-Valais (Suisse) par Ricardi. — Sion 1860.)

8° Notice sur l'eau minérale naturelle iodobromurée calcaire de Saxon, par Aviolat. — Clermont, 1861.

9° Recherches sur les eaux minérales naturelles iodurées et bromurées, et, en particulier, sur l'eau en Saxon (Suisse) par Aviolat. — Lausanne, 1863).

10° De la concentration des eaux minérales naturelles par voie de congélation, par O. Henry père; extrait de la *Gazette médicale* de Paris, 1863,

Beaucoup d'autres savants très-recommandables ont écrit des articles sur les eaux de Saxon ; je n'ai pu me procurer les journaux et les revues scientifiques où ils ont été imprimés. Ces écrivains sont surtout des chimistes qui ont analysé la source, j'ai les analyses c'est le principal.

Tout à toi.

BERGERET, DE SAINT-LÉGER.

LETTRE DEUXIÈME

Cher ami,

Les docteurs Claivaz et Warnery croient que la source iodobromophosphatée et arsénicale qui sourd actuellement à Saxon jaillissait autrefois dans la vallée de Bagne. Ces deux points sont séparés l'un de l'autre par la chaîne de montagnes que surmonte le gigantesque pic de *Pierre-à-voir* qui a 8,500 pieds d'élévation.

« Les bains de Saxon, disent-ils, situés de l'autre côté de la vallée de Bagne, continueront avec succès les cures merveilleuses obtenues sur les débris des valeureuses cohortes romaines, qui, jusqu'aux premiers siècles du christianisme, allaient puiser dans les eaux iodées de la vallée de Bagne la guérison de leurs blessures. »

Selon ces Messieurs, à Bagne et dans ses environs, il existe de nombreux vestiges qui attestent le passage des Romains et la présence de l'iode. » Comme dans la profonde vallée de Saxon, le roc, disent-ils, ne laisse pas plus de doute que l'eau elle-mème sur le cataclysme qui, en bouleversant la situation de la source, a, comme par un décret de la Providence, mis à la portée de l'homme la source salutaire qu'au temps du paganisme il fallait aller chercher sous les glaces éternelles. »

Quoi qu'il en soit du siège primitif de la source iodée et de ses propriétés médicinales du temps des Romains, nous ne devons y attacher qu'une très-médiocre importance, car nous ne savons rien de positif à cet égard.

C'est du reste une habitude des médecins hydrologues de

faire remonter la connaissance des propriétés thérapeutiques de toutes les sources thermales jusqu'aux Romains ; comme si le témoignage de ces nobles conquérants était indispensable pour établir l'efficacité curative de chaque eau minérale. Je passe donc cette petite fantaisie à ces honorables confrères.

Ce qu'il y a de bien certain, c'est qu'il y a quelques années ces propriétés étaient complétement inconnues des médecins et des malades. Les habitants de Saxon et ceux des pays voisins connaissaient seuls cette source qu'ils nommaient : *Fontaine chaude*. Plus tard, elle prit le nom de *Fontaine aux croix*, parce que chaque malade, guéri par l'eau iodée, plantait par reconnaissance une croix près de la source, — espèce d'*ex-voto*. D'après les saxonnais le nombre de ces croix était si considérable qu'il couvrait un très-grand espace.

Ces eaux étaient leur panacée universelle et ils n'appelaient un médecin que lorsque les *eaux chaudes* n'avaient pas produit d'effet bienfaisant. Les habitants ne s'en servaient pas pour eux seulement ; ils y menaient aussi leurs animaux malades.

A cette époque, le mode d'emploi de cette eau consistait à y tremper des linges et à les appliquer mouillés sur les yeux malades, les plaies, les ulcères, les contusions, les entorses, etc,, etc. Plus tard, on les employa en bains, contre les douleurs rhumatismales et les maladies de peau.

C'est grâce au docteur Claivaz que nous connaissons les propriétés médicinales si extraordinaires de cette source.

Voici une lettre que cet honorable confrère m'a écrite le 24 octobre 1865.

Saxon, 24 octobre 1865.

Monsieur et très honoré confrère,

« En 1842, j'ai publié sur les eaux de Saxon une pre-
« mière et courte notice dont il ne reste pas trace aujourd'hui.
« Je n'avais alors que le travail imparfait de M. Morin que
« j'avais officiellement chargé d'analyser l'eau de Saxon,
« qui m'occupait depuis 1836. Cette analyse me surprenait

« d'autant plus que je rencontrais des effets sur les malades
« peu en rapport avec les substances minérales annoncées par
« M. Morin. Chose assez remarquable ! c'est qu'après la cons-
« tatation de l'iode, je n'ai rien eu à changer aux indications
« que j'avais posées à la suite de mes observations cliniques.

« Par l'historique de mes observations et par les indica-
« tions que j'avais formulées sur l'emploi des eaux de Saxon,
« il eut été permis *à priori*, à l'encontre de l'analyse chi-
« mique, d'annoncer l'existence de l'iode comme l'agent le
« plus en rapport avec les effets observés.

« La source était connue de temps immémorial puisqu'elle
« baignait l'ancienne grande route du Simplon. Après avoir
« été renseigné sur l'emploi qu'en faisaient les habitants de
« Saxon, je constatai la thermalité de l'eau, et en amateur
« curieux, je plaçai sur les lieux deux ouvriers pour dégager
« les eaux des terres et des cailloux qui les encombraient.
« Bientôt le bruit se répandit dans la contrée que le docteur
« Claivaz faisait des recherches à la fontaine chaude et le
« public conclut bientôt *à priori* que l'eau devait être bien
« bonne puisque je m'en occupais sérieusement. Cela suffit
« pour attirer sur les lieux une quinzaine d'individus des deux
« sexes qui montèrent un hangard en planches pour être à
« couvert. Ils apportèrent des cuves à lessive qui devaient
« servir de baignoires et une chaudière placée sur deux
« pierres pour chauffer une partie de l'eau.

« J'organisai de mon mieux cet établissement tout primitif
« qui me mettait sous la main les moyens peu coûteux de faire
« mes premières études. C'est ainsi que jour par jour mes notes
« s'accumulèrent dans mon carnet. Les résultats de ces bains
« improvisés me firent comprendre les services que pouvait
« rendre cette eau à une population dont le système lympha-
« tique est généralement compromis. Rempli de cette idée, je
« fis construire quelques cabinets avec un calorifère et la cam-
« pagne suivante, j'ai pu étendre le champ de mes observa-
« tions.

« Dans cet intervalle mes travaux à la source avançaient
« avec d'autant plus de difficultés que j'étais encombré par

« les eaux qui n'avaient pas d'écoulement et qui formaient un
« grand marais de tout le terrain qu'occupent les bâtiments
« d'aujourd'hui. Un coup de niveau jusqu'au Rhône me prouva
« la possibilité d'un déssèchement complet, par un canal d'écou-
« lement. Bientôt le terrain fut à sec et la source découverte
« jaillit en abondance par une fente de rocher mise à découvert. »

   « Encouragé par ces résultats, je fis construire une maison
« d'habitation et de nouveaux bains. C'est en 1842 que cet
« établissement petit, mais complet, recevait déjà de nombreux
« malades du pays et des environs. »

Dr CLAIVAZ.

C'est donc au docteur Claivaz que nous sommes redevables
de la connaissance des propriétés médicinales si extraordinaires des eaux de Saxon. Nous verrons bientôt que Césati peut
partager la palme avec cet honorable confrère.

En 1836, Claivaz, jeune médecin, était établi à Martigny
qui est à 8 kilomètres de Saxon. On juge par là de l'activité
qu'il dût dépenser pour recueillir ces observations et surveiller
ces travaux à la source. Vois-tu ces malheureux scrofuleux
guérissant malgré toutes les intempéries auxquelles ils étaient
exposés en sortant de leurs bains, et malgré les grandes distances
qu'ils avaient à parcourir. Malgré toutes ces conditions défavo-
rables, malgré les fatigues, il obtint des cures merveilleuses.

Depuis 1842 jusqu'en 1852 c'est-à-dire pendant dix ans, cet
honorable et savant praticien observa avec beaucoup de soins
les cas dans lesquels ces eaux agissaient le mieux. Il vit
bientôt que les manifestations scrofuleuses : caries, tumeurs
blanches, engorgements ganglionnaires, ophthalmies, etc.,
étaient surtout profondément modifiées et très-souvent guéries
complètement. Il fut, dès lors, convaincu que cette source
contenait en dissolution des principes actifs que l'analyse de
Morin ne signalait pas.

Dans ce laps de temps la réputation de cette source avait
considérablement augmenté et il y venait des malades non-
seulement des pays voisins mais de toutes les parties de l'Italie.

Le grand savoir et la haute capacité de cet honorable confrère

2

l'avaient désigné à ses concitoyens comme l'homme le plus apte a faire valoir leurs intérêts politiques, il fut nommé conseiller d'état et cèda la direction de son établissement au docteur Pignant de Dijon.

Enfin, en 1852, le baron Vincent Césati, professeur d'histoire naturelle, en Piémont, vint prendre les eaux de Saxon. Dans ses loisirs, il étudia la nature de la roche voisine du bâtiment des bains (elle touche actuellement les cuisines de l'établissement). Il acquit bientôt la certitude que cette roche était iodée, il en conclut naturellement que l'eau de la source qui sourd dans une fente de cette roche devait être *iodée elle-même*. Il communiqua son idée au docteur Pignant. Ces deux savants cherchèrent à isoler l'iode et, le 22 août 1852, ils présentèrent à la Société helvétique des sciences naturelles réunie à Sion, de l'*iode* extrait des eaux de la source de Saxon.

Voilà une bien belle découverte, grâces en soient rendues à Césati! Morin présent à la séance, protesta, bien entendu, contre la découverte de Césati et de Pignant — question d'amour-propre.

Tu connais, cher ami, la conduite ultérieure de Morin. Cette conduite me suscite d'amères réflexions : Comment se fait-il que dans le monde, l'erreur et les grosses sottises s'acceptent si facilement et fassent si aisément leur chemin, tandis que l'humble vérité a tant de peine à éclore ? N'est-il pas vraiment étonnant que les diatribes du chimiste genevois aient eu tant d'oreilles ouvertes pour les entendre, tandis que le langage de la vérité proclamé par tant de chimistes distingués comme : Rivier, de Fellenberg, Brauns, Liebig, Abbène, Sonnenschein, Poselger, Kramer, Peyrona, O. Henry et une foule d'autres, n'ait rencontré que des sourds ? — Médis, médis, il en reste toujours quelque chose ! — Pour le cas particulier il en reste beaucoup de choses.

La découverte vulgarisée le 18 août, fit une telle sensation, au sein de la société savante, que dès le lendemain, 19 août 1852, Rivier et de Fellenberg vinrent analyser ces eaux ; ils trouvèrent 0,0902 d'iode pur par litre. Cinq mois plus tard, 16 janvier 1853, Brauns, professeur de chimie à Sion, fit une nouvelle analyse et il trouva 0,0658 d'iode. Le 29 janvier le même chimiste prit de l'eau dans un trou creusé dans la roche iodique et il trouva : iode = 0,1645.

La même année, septembre 1853, le docteur Heidepreim trouva : iode = 0,1480. Le même mois, septembre 1853, Sonnenschein et Poselger, de Berlin, décélèrent : iodure de magnésium=0,1120 et iodure de calcium=0,0300, total=0,1420.

Dans 1000 grammes provenant de la roche iodique, le professeur Brauns constata : iode pur=1,397 et Rivier, iode 1,560.

Je ne cite ici, que les analyses des chimistes célèbres qui font autorité dans la science et qui les ont publiées dans les journaux scientifiques ; car tous les jours des médecins et des amateurs font des analyses qualitatives, par simple curiosité, dans lesquelles ils se contentent de bleuir une solution d'amidon.

En 1855, 22 mars, Ossian Henry père, publia le premier rapport de ses nombreuses analyses sur les eaux de Saxon. Comme je l'ai déjà dit, il se trouve dans la *Gazette des Hôpitaux* du 24 avril n° 59.

En avril 1856, Abbène, de Turin, fit une analyse et il constata : iode 0,0690. Puis vinrent Peyrona, Kempel préparateur de Liebig, Kramer qui firent successivement des analyses et qui tous constatèrent une énorme proportion d'iode.

Voici le tableau résumé de toutes ces analyses :

Sur 1000 grammes d'eau	RIVIER et FELLENBERG — Dosage 19 août 1852	BRAUNS — Analyse 16 janv. 1853	Docteur HEIDEPRIEM de Berlin — Analyse d'eau puisée au mois de septembre	SONNENSCHEIN ET POSELGER de Berlin — Analyse d'eau puisée en septembre
Chaux...........	0,1519	0,1495	0,149	Iodure de magnésium 0,112
Magnésie	0,0660	0,0641	0,064	
Soude...........	non déter.	0,0515	0,085	Iodure de sodium . . 0,030
Potasse.........	id.	0,0173	0,024	
Acide carbonique	id.	0,2418	0,242	
Acide sulfurique	0,1768	0,1655	0,175	Sulfate de magnésie . 0,121
Chlore	0,0115 1/2	0,0114	0,011	
Iode...........,	0,0902	0,0658	0,148	
Silice	non déter.	traces	traces	Les autres substances non déterminées.
Alumine, oxyde de fer, acide phosphorique .	—	traces	traces	
		7669	898	-

Est-il possible, après de semblables témoignages, de soutenir qne les eaux de Saxon ne contiennent pas d'*iode*? Est-il admissible qu'on les minéralise artificiellement quand des chimistes aussi distingués que ceux que je viens de nommer disent qu'elles en contiennent et ont pris toutes les précautions imaginables pour ne pas être trompés ? Pourquoi se rattacher à une idée possible de sophistication qui serait fabuleusement coûteuse, quand, au contraire, le mécanisme de la minéralisation par la roche iodique est si facile à comprendre comme nous le verrons dans la lettre suivante ?

Les eaux de Saxon sont-elles la bouteille à l'encre? N'est-il pas insensé de débiter et d'accepter des niaiseries semblables sans les contrôler ? Laissons de côté les incrédules, car il n'y a de pires sourds que ceux qui ne veulent pas entendre.

Ossian Henry, si réservé et si laconique dans les rapports qu'il fait presque à chaque séance de l'Académie, parle, au contraire, avec passion des eaux de Saxon dans les nombreux écrits qu'il a publiés spécialement sur la minéralisation de cette source :

« La source de Saxon demeure une des plus riches en iode de l'Europe et peut-être du monde entier. »

« Il est impossible de douter de l'existence de l'iode dans les eaux de Saxon et de plus de sa proportion élevée relativement aux autres eaux minérales connues. »

« En résumé tout fait connaître que l'eau minérale de Saxon est une eau remarquable à la fois, par sa composition chimique et par ses propriétés médicinales que justifie pleinement la nature de ses éléments minéralisateurs. »

Dans son enthousiasme, Ossian Henry a voulu se faire, à Paris, le détenteur de cette eau : « En vue, dit-il, des grands avantages qu'elle doit produire sur certaines constitutions débiles, lymphatiques ou de nature scofuleuse, si communes dans les grands centres de population. »

Il va jusqu'à prédire un avenir grandiose à cet établissement Ainsi, page 19, extrait du *Journal de Pharmacie et de Chimie* 1856, il dit : « Nous n'avons aucun doute sur le bel avenir que la source de Saxon est appelé à obtenir, quand une administration bien entendue viendra en diriger l'emploi, dans un établissement thermal plus complet. »

« L'eau de Saxon prendra un jour rang, à côté *des premières eaux naturelles du monde* et deviendra pour le pays valaisan une source certaine de prospérité. Située sur la route de Genève au Simplon, au centre de tous les points d'excursion : le Mont-Blanc, Chamounix, le Mont Saint-Bernard, le Mont-Rose, etc., elle se trouve ainsi dans les conditions les plus avantageuses. »

« Nous faisons en conséquence les vœux les plus ardents pour que nos réflexions soient bien comprises, nous ajoutons surtout du *monde* médical qui s'estimera heureux d'avoir à sa disposition un moyen si *héroïque de guérison.* »

L'enthousiasme d'O. Henry n'a pas été de courte durée. En juin 1858 il est revenu voir Saxon et analyser de nouveau les eaux de cette source. A cette occasion, il dit : « La source était mieux aménagée, elle ne m'a pas paru avoir subi aucun changement ; l'eau était limpide sans saveur désagréable ; elle *indiquait la présence de l'iode d'une manière très-prononcée* et sans *qu'il fut besoin de concentrer le liquide.* »

« L'eau de Saxon me semble donc, par la proportion des éléments *iodés* et *brômés* qu'elle contient, des plus intéressantes non-seulement au point de vue de la géologie, mais surtout sous celui de la thérapeutique. Les résultats que l'on obtient chaque année par son emploi médical, font aisément prévoir, *que cette eau mieux connue, un jour, occupera un des premiers rangs dans l'hydrologie.* »

Dans le mémoire que cet honorable académicien a publié en 1863, sur la congélation des eaux minérales naturelles, comme moyen de concentration, il n'oublie pas de signaler les eaux de Saxon comme étant très-propres à ce moyen de concentration sans subir d'altérations. Dans une autre lettre je reviendrai sur ce point intéressant.

Je dois ajouter que M. O. Henry a mis beaucoup de gracieuseté à m'envoyer toutes ses brochures sur Saxon. C'est pourquoi je les mettrai fortement à contribution ; car on ne saurait tirer de renseignements plus véridiques que dans les écrits de ce savant chimiste. Dans la lettre que m'a écrite son fils j'ai vu que O. Henry père, est toujours amoureux de la nymphe de Saxon,

Il faut lire les brochures de l'honorable chef des travaux chimiques de l'Académie de médecine, pour juger du temps qu'il a mis et des soins qu'il a apportés pour se rendre un compte exact de la quantité des principes minéralisateurs de cette eau.

A bientôt

Tout à toi,

BERGERET, DE SAINT-LÉGER

LETTRE TROISIÈME

EAU DE SAXON, COMMENT SE MINÉRALISE-T-ELLE ? PRÉSENCE DE L'IODE. EXPÉRIENCES

CHER AMI,

A huit cents mètres environ et à l'ouest-sud-ouest du pays de Saxon, la source iodobrômophosphatée et arsénicale jaillit en un point unique, au pieds des derniers monticules que surmonte Pierre-à-voir, dans les praieries de la vallée du Rhône, sur le bord méridional de l'ancienne route du Simplon que foulèrent plusieurs fois les armées françaises.

Autrefois cette source était très-considérable ; elle débitait 500,000 litres en 24 heures ; elle inondait tous les terrains environnants et les convertissait en marécages. Le docteur Claivaz fit faire des conduits souterrains qui enmenèrent l'excès d'eau dans le Rhône. On creusa ensuite un fossé de dégagement à ciel ouvert. Ce dernier est presque constamment à sec actuellement. Ces terrains toujours inondés se sont dès lors assainis et c'est sur eux que s'élèvent aujourd'hui l'établissement, son jardin et son parc.

En 1855, m'a-t-on dit, il y eut un tremblement de terre qui crevassa la roche d'où sourd l'eau. Dès cette époque, le débit de la source diminua de moitié environ. Ce tremblement de terre imprima de telles secousses à l'établissement que des lézardes se firent aux murs et l'on voit encore aujourd'hui les fentes produites au plafond de la salle à manger et du couloir qui va d'une extrémité à l'autre du grand hôtel. Le débit actuel, quoique réduit à 300,000 litres, par jour, est encore plus que suffisant pour répondre à tous les besoins d'une station thermale de premier ordre.

L'eau qui se perd par les crevasses de la roche jaillira-t-elle plus tard dans quelque point éloigné? Dans l'avenir, y aura-t-il plusieurs sources? C'est ce que le temps seul nous apprendra. La source actuelle a-t-elle toujours existé à Saxon? Ou bien, au contraire, comme le pensent Claivaz et Warnery, aurait-elle quitté les environs de Bagne pour venir se faire jour à Saxon, à la suite d'un cataclysme bien plus considérable que celui de 1855? cataclysme qui aurait bouleversé la stratification de toutes les roches de cette monstrueuse chaîne de montagnes? Pour mon compte, je crois que jusqu'à plus amples renseignements il faut rester dans les hypothèses. La source est à Saxon, admettons qu'elle y a toujours été; si plus tard on prouve qu'elle vient de Bagne nous l'admettrons volontiers. A cause de la faible minéralisation totale : 0,9480, la densité de cette eau est égale à celle des eaux potables de bonne qualité. Sa température est de 25 degrés environ. Elle est tiède. Cette température fixe démontre qu'une partie, au moins, de cette eau arrive des couches profondes du sol; mais on ne peut pas baser de calculs qui puissent faire apprécier exactement de quelle profondeur elle vient ; car elle se mélange à une certaine quantité indéterminée d'eau de pluie qui imbibe et chemine sur la roche iodique jusqu'à la fente d'où elle sourd. On ne peut supposer qu'une chose raisonnable, c'est que la thermalité primitive de cette eau est plus considérable que celle qu'elle accuse quand elle jaillit de la roche iodique. Elle est incolore, sa limpidité est parfaite.

Je n'ai pas pu faire sur place d'observations électrométriques, mais la tension de cette eau doit être très-accusée ; car l'eau bue tiède à la source est infiniment plus active que cette même eau bue froide à table ou à la chambre.

Lorsqu'on entre le matin dans le pavillon où se trouve aménagée cette source, on sent une odeur iodée et sulfhydrique très-accusée, surtout les jours de brouillards et de pluie.

Les dames, avec leur organe délicat apprécient fort bien cette odeur. Cette eau n'a aucun goût en boisson.

Maintenant que tu es renseigné sur les caractères physiques et organoleptiques de l'eau de Saxon, examinons donc la manière dont elle se minéralise.

Je t'ai déjà parlé plusieurs fois de la roche iodique d'où jaillit la source, c'est justement la lixiviation de cette roche qui minéralise cette eau. Pour bien comprendre ce phénomène minéralisateur, il est indispensable que j'entre maintenant dans quelques explications géologiques.

Si l'on se place en face de la source et que l'on regarde Pierre-à-Voir, toutes les montagnes situées à gauche, jusque de l'autre côté de Saxon, sont inférieurement constituées par un schiste lamelleux très-friable dont l'inclinaison orientale des couches varie entre 20° et 30°. Ce schiste se délite au soleil, et ce sont ses débris qui forment la plus grande partie du terrain cultivé. Plus haut il existe des masses considérables d'ardoises ; leurs feuilles épaisses et larges servent à couvrir les maisons de ces pays. A droite de la source, dans une étendue de deux kilomètres environ, on rencontre une roche dolomique nommée *cargneule* qui se trouve entre deux bancs quartzeux et schisteux. Cette roche d'une grande puissance présente des affleurements dans toute son étendue. Elle est constituée par une masse compacte d'un jaune sale avec des veines noires et jaune chamois; il y a aussi dans sa masse, des cristallisations isolées de carbonate de chaux. Les fragments que l'on détache de ce banc ont une forte odeur brômée ; si on les réduit en poudre et qu'on les traite par l'eau ils laissent dissoudre exactement les mêmes principes minéraux que ceux que l'analyse décèle dans la source. *Il est donc évident que les principes iodés, brômés, phosphatés, arsénicaux, etc., que l'on rencontre dans l'eau de Saxon sont le résultat du lessivage de la roche dolomique.* Césati l'avait pensé dès 1852, Rivier, de Fellenberg, Brauns, O. Henry et tous les autres chimistes sont du même avis.

Je vais essayer de glisser mon opinion au milieu de celle de ces célèbres chimistes. Elle milite pour la même manière de voir et elle a son importance pour trancher la question de la minéralisation par lessivage de la roche.

Par l'intermédiaire de M. Ch. Robin, professeur d'histologie, membre de l'Académie de médecine etc., j'ai présenté, le 24 octobre dernier, un mémoire sur l'étiologie du goître, à l'aréopage médical. Ce mémoire a paru *in-extenso* dans la *France médicale,* dans le courant de novembre. Depuis dix ans, j'étudie le goître, et, avant d'aller à Saxon j'avais recueilli déjà un grand nombre d'observations, à Saint-Léger et dans les environs, au Martrat, à Nice, etc. Or, quand je suis arrivé aux eaux de Saxon, j'ai vu que cette affection y présentait son maximum de puissance. Je me suis hâté de vérifier si la cause étiologique à laquelle je rattachais la pathogénie goîtreuse, dans les localités que je viens de nommer, était la même dans ce pays. J'ai eu la satisfaction de voir que tout ce que j'avais observé ailleurs, se trouvait complétement vérifié à Saxon. A savoir : *Que toutes les fois que les eaux potables d'un pays sont gypseuses, dans une certaine proportion, les hommes et les animaux qui en boivent deviennent goîtreux.*

Voici ce que j'observai à Saxon : A une hauteur variable entre 200 et 300 mètres, on trouve un banc de plâtre qui a de nombreux affleurements, depuis deux kilomètres environ à l'*est*, jusqu'à cinq ou six kilomètres à l'occident du pays. A l'est, il est propriété communale et tous les Saxonnais vont en extraire pour leurs constructions, à l'ouest, au contraire, il est exploité industriellement.

Remarquons ceci, les *mayens* se trouvent au-dessus du banc de plâtre et l'eau potable ne rend pas les habitants goîtreux ; au contraire, l'eau qui sourd au-dessous du banc de plâtre et que boivent les Saxonnais est fortement gypseuse et tous les habitants sont plus ou moins goîtreux. Or comment se fait-il que l'eau du pays principal de Saxon soit si fortement gypseuse ? Par un fait bien simple : l'eau de pluie, qui s'infiltre dans les couches perméables de la montagne, descend jusqu'à ce quelle rencontre le banc de plâtre, qui est imperméable ; là, cette eau chemine sur la couche gypseuse, l'imbibe et se charge par lessivage de sulfates de chaux et de magnésie.

J'ai recueilli moi-même de cette eau précisément au moment où elle jaillit du banc de plâtre, au travers d'une fissure. J'en ai remis une partie à M. Fama, le propriétaire actuel de l'établissement. Sur ma prière il l'a envoyée à M. Brauns, professeur de Chimie à Sion, pour qu'il en fasse l'analyse. Ce chimiste a répondu : « L'eau dont vous m'avez envoyé un échantillon contient par litre (1000 grammes) 1,88 de substances fixes, composées de :

Sulfate de chaux — 1,02
id. de magnésie — 0,19
”   ”

Voilà donc un fait bien établi; c'est que l'eau que l'on rencontre au-dessous du banc de plâtre est fortement gypseuse. Or la source iodée de Saxon est elle-même sulfatée calcique et magnésienne, à un titre moins élevé que l'eau ordinaire, il est vrai, mais néanmoins d'une façon fort appréciable. Maintenant remarquons cette coïncidence, que les iodures, les bromures ont exactement les mêmes bases que les sulfates et les carbonates, c'est-à-dire l'oxyde de calcium et l'oxyde de magnésium. Remarquons encore qu'Ossian Henry dit, relativement au bleuissement de la solution d'amidon : « J'ai admis qu'il y avait quelques illusions, et déjà j'ai remarqué, comme je l'ai dit plus haut, que la réaction caractéristique de l'iode par le bleuissement de l'amidon a lieu, tantôt instantanément, tantôt seulement par l'exposition à l'air et après quelque temps. J'ai attribué cela à *la présence passagère* et *variable* d'un peu de sulfure; aussi en ajoutant un corps oxydant, hypermanganate de potasse, ou un désulfurant, sulfate de plomb, on a immédiatement la teinte désirée etc. »

D'où vient donc ce peu de sulfure passager et variable qui trouble quelquefois la réaction bleue caractéristique de l'iode par la solution de l'amidon? Ne proviendrait-il pas de la décomposition des sulfates de chaux et de magnésie? L'iode et le brôme, se trouvant à l'état naissant au sortir de la roche iodique, ne s'unisssent-ils pas à une certaine quantité des bases des sulfates et ne mettent-ils pas un sulfure en liberté? Ne sont-ce pas ces mêmes corps à l'état naissant qui convertissent les carbonates en bicarbonates en empruntant à ces sels neutres une certaine quantité de leurs bases?

Ce qui milite en faveur de cette manière de voir, c'est que lorsqu'il a plu et que l'iode et le brôme sont en plus forte proportion dans l'eau de la source, la réaction bleue se fait presque toujours spontanément sans réactif qui mette l'iode en liberté. Pourquoi y a-t-il de l'iode en liberté dans ce cas? Parce que la grande quantité d'iode dissout n'a pas eu le temps de s'unir aux bases alcalines pour former un sel neutre, pendant le passage plus ou moins court de l'eau de la source sur la roche iodique. Or Rivier et de Fellenberg, dans leur travail du 2 février 1853 ont constaté qu'aux griffons de la source il y avait souvent des bouffées iodiques très-prononcées; c'est-à-dire que l'eau ne s'écoule pas toujours d'une manière continue, mais par succades. Il y a donc dans tout ce que je viens de dire la preuve que l'iode et le brôme proviennent du lessivage de la roche dolomique, comme le gypse de l'eau ordinaire du pays et de l'eau de la source provient du lessivage de la couche de plâtre. Or, si l'eau de la source est moins gypseuse que celle du pays, c'est : 1° parce qu'elle se mélange au sein de la montagne à de l'eau thermalisée qui étend sa proportion ; 2° parce que les sulfates cèdent une partie de leurs bases à l'iode et au brôme à l'état naissant.

C'est ce qui explique l'odeur sulfhydrique que l'on ressent le lendemain de la pluie ou des jours brumeux. C'est ce qui explique, après une série de beaux jours, la présence du sulfure signalé par O. Henry. Sulfure qui s'oppose à la réaction bleue spontanée.

Maintenant que nous savons comment se minéralise l'eau de Saxon, voyons de quelle façon on constate qu'elle est iodurée.

O. Henry père, (de l'eau minérale naturelle iodobromurée calcaire, etc., page 5 — 1859) s'exprime ainsi : « Quand après avoir ajouté dans cette eau une solution récente d'amidon, on y verse *avec beaucoup de précaution*, soit : 1º de l'*acide sulfurique*, de l'*acide azotique* ou *hypoazotique*, soit de l'*acide chloreux* ;

2º De l'*hypochlorite de chaux*

3º Du *chlore* ;

4º De l'*acide formique*,

On voit ou *immédiatement* ou *après quelques instants* se développer *une belle couleur bleue*.

Nota. Quelquefois cette apparition n'a pas lieu, même avec les précautions que nous venons d'indiquer, et elle n'arrive qu'après un contact à l'air plus prolongé.

La *coloration bleue* se manifeste plus rapidement au moyen de l'amidon, quelquefois *immédiatement* sans aucune addition ;

5º L'effet se manifeste plus rapidement, avec une solution étendue d'hypermanganate de potasse, où après qu'on a agité l'eau avec un peu de sulfate de plomb.

6º Enfin, quand on mélange la dite eau avec la même solution amylacée et qu'on y fait passer un long courant d'*acide carbonique*, le liquide devient bientôt trouble et nébuleux et *la coloration n'est pas équivoque*. Nous dirons tout à l'heure quelle conclusion on peut tirer de cette réaction.

Avec d'autres agents on détermine encore la manifestation de l'iode ; ainsi qu'on réduise l'eau minérale au tiers de son volume primitif et qu'on y ajoute :

7º Du *nitrate de paladium*, on voit se produire de suite un précipité brun qui, recueilli et séché, puis traité par le péroxyde de manganèse et l'acide chlorhydrique dans un pétit appareil approprié, donne des vapeurs *violettes* susceptibles en se condensant de fournir l'*iode en lamelles métalloïdes* ;

8º Du *bichlorure de mercure* on voit peu à peu naître l'*iodure rouge mercurique*.

9º De l'*acétate neutre de plomb*, on a un dépôt blanc jaunâtre.

10° Avec le *deutosulfate de cuivre* mêlé de *protosulfate de fer*, il se fait un précipité marron d'où l'on peut retirer ultérieurement l'*iode en vapeurs violettes*.

11° Enfin avec l'*azotate d'argent acide* on obtient un *précipité caillebotté jaunâtre* qui, réduit au moyen du zinc et de l'acide sulfurique par la voie humide, fournit un liquide où la présence de l'iode peut être très-aisément manifestée.

A cet ensemble de caractères, il est impossible de douter de l'existence de l'iode dans l'eau de Saxon et de plus de sa proportion élevée relativement aux autres eaux connues.

Cette manifestation de l'iode est, nous le répétons, très-nette sans qu'on ait besoin de concentrer l'eau de Saxon.

J'ose croise, cher ami, que ta conviction, relativement à l'ioduration de Saxon, a fait un nouveau pas aujourd'hui. Après ma prochaine lettre, j'espère que tu n'auras plus rien à m'objecter.

Tout à toi,

BERGERET, DE SAINT-LÉGER.

LETTRE QUATRIÉME

DE LA PRÉTENDUE INTERMITTENCE DE L'IODURATION DE L'EAU
DE SAXON

Existence du Brôme, du Phosphore et de l'Arsenic

CHER AMI,

En étudiant les différentes analyses que je t'ai transcrites dans mes précédentes lettres, tu as bien évidemment remarqué que toutes ne signalent pas la même quantité d'iode et de brôme. A quoi cela tient-il ? Sont-ce les procédés analytiques qui sont plus ou moins exacts ? Est-ce la quantité d'iode qui varie de proportion dans l'eau de Saxon? Ou bien enfin, Morin a-t-il raison? L'ioduration est-elle intermittente? Cette source est-elle iodurée parfois, tandis qu'elle ne l'est pas d'autres fois?

Avant de répondre à toutes ces questions, examinons de nouveau ces analyses, car les unes sont relatives : 1° aux eaux de la source prises à toutes les heures de la journée et à toutes les saisons. (Rivier et de Fellenberg, second travail lu à la Société Vaudoise, 2 février 1853), tandis que les autres sont relatives, 2° à l'eau ordinaire dans laquelle on a laissé infuser des fragments de la roche; ou bien, enfin 3° à de l'eau ordinaire que l'on versait dans un trou pratiqué dans cette roche et que l'on reprenait après un laps de temps plus ou moins long. Ainsi,

1re analyse directe de l'eau puisée à la source :

Maximum.... Heidepreim.... Iode 0,1480
Minimum .... Brauns........ Iode..... 0,0652
Ecart..... 0,0828

2e Analyse de l'eau prise dans un trou de la roche :
Brauns, janvier 1853...... Iode......... 0,1640
3e 1,000 gr. de roche infusés dans un litre d'eau :

Brauns..... Iode..... 1 gr. 397.
Rivier...... Iode..... 1 gr. 560.

Ossian Henry père donne ;

Iodures..... 0,1100
Brômures... 0,0400

Ces quantités sont la moyenne de très-nombreuses analyses faites à la source ou dans le laboratoire, à Paris, sur de l'eau recueillie à toutes les saisons. Ce savant chimiste procédait toujours avec 6 litres d'eau à la fois.

Or, je ne crois pas qu'on puisse accuser les différents procédés analytiques employés par les chimistes d'être responsables de ces écarts. Cela tient évidemment à la superficie plus ou moids grande de la *cargneule*, baignée dans un temps donné par l'eau qui sort par les griffons. Toutes les observations des chimistes tendent à démontrer que telle est la vérité.

En effet, cette roche macérée par l'eau, cède son iode ; donc, plus est grande la quantité de roche baignée dans un temps donné, plus il y a d'iode dissout. Or, par les temps secs, il n'y a que l'eau souterraine qui détrempe la roche sur son passage dans la fissure profonde, et l'ioduration est minimum, tandis que par les temps de pluie, surtout quand il fait chaud, l'eau de pluie s'infiltre jusqu'à la cargneule, chemine sur sa périphérie jusqu'à la source où elle arrive très-iodée, et se mêle à l'eau souterraine. Elle sourd alors très-iodée, car elle ne rencontre l'eau sulfatée et carbonatée qu'au moment de jaillir. L'infiltration de l'eau de pluie est singulièrement favorisée par la nature schisteuse des terrains environnants et par l'inclinaison des lamelles qui forment avec l'horizontale, un angle de 25° environ, incliné du côté de la source. C'est bien évidemment ce qui explique le maximum d'ioduration après les jours pluvieux de l'été.

Cette variation dans la dose des principes minéralisateurs iodés contenus dans les eaux de Saxon, n'est pas un phénomène propre à cette source, car toutes les eaux minérales présentent constamment des variations semblables.

Mais, de ce qu'il y a des variations fréquentes dans la quantité des iodures contenus dans la source de Saxon, doit-on en conclure, comme Morin s'est plu à le répéter sur tous les tons, que l'iode ne s'y trouve que d'une manière intermittente, c'est-à-dire, qu'à une série de jours iodés, la source fournit, pendant une autre série de jours, de l'eau non iodée? Non. Morin est resté seul de son avis. Son malheureux amour-propre de chimiste s'est refusé à constater l'évidence.

L'entêtement de Morin, la polémique qu'il a soutenue pendant plusieurs années, ont causé tout d'abord un grave préjudice à Saxon, puisque beaucoup de médecins ont cru et croient encore à l'ioduration artificielle de l'eau de la source. Mais aujourd'hui, la réaction commence à se faire, et on peut prévoir qu'il en sortira un grand bien pour cet établissement, car jamais aucune eau minérale n'a été tant discutée ni analysée avec autant de soin. Tous les chimistes se sont occupés de cette question d'intermittence. Ainsi, Rivier et de Fellenberg n'admettent qu'une intermittence de quantité. O Henry et Kempel, ancien préparateur de Liebig, disent qu'ils n'admettent pas que l'iode et le brôme fassent, par intermittence, complétement défaut.

» Il serait, dit O. Henry, dans l'état actuel des choses, presque impossible de le constater, car on ne peut pas avoir l'eau minérale au sortir du rocher ; elle vient sourdre par deux griffons au fond du bassin qui contient plusieurs centaines de pieds cubes d'eau ; l'eau, en arrivant, est toujours mêlée à la masse totale. Une intermittence, si elle existait, ne pourrait se reconnaître qu'en vidant le susdit bassin, (chose fort difficile), ou bien si elle avait lieu tout-à-fait pendant quelques jours, l'eau devrait ou pourrait être exempte d'iode ou de brôme. Or, on a admis que cette intermittence avait lieu quelquefois à quelques minutes d'écart. J'ai admis qu'il y avait quelques illusions, et déjà, j'ai remarqué, comme je l'ai dit plus haut, que la réaction caractéristique de l'iode par le bleuissement de l'amidon a lieu, tantôt instantanément, tantôt seulement par l'exposition à l'air après quelque temps. J'ai attribué cela à la *présence passagère* et *variable* d'un sulfure, etc. » J'ai déjà reproduit ce passage.

» Jamais dans tous les essais que j'ai faits, soit à la source, à des époques différentes et même l'été dernier, ou sur l'eau *expédiée* à Paris, je n'ai manqué d'obtenir de suite ou après quelques instants la coloration bleue de l'amidon, etc. »

Ici, je ne suis que simple historien, je n'ai, par conséquent, aucune qualité qui me permette de trancher la question de l'intermittence. J'avoue néanmoins que je trouve singulier qu'elle ait été posée et bien plus étonnant encore qu'elle ait été discutée pour convaincre un chimiste qui ne voulait pas être convaincu. Car, en définitive, l'eau de la source passe oui ou non à travers les fissures de la roche iodique ? Cette roche cède oui ou non son iode par macération ? Or, l'affirmative ne demande que des yeux pour être admise. Si donc l'eau de la source passe à travers les roches iodiques, elle dissout de l'iode et du brôme, et se trouve ainsi minéralisée par la quantité de ces corps qu'elle a dissout. Quantité variable et précisément en rapport avec la surface imbibée, dans un temps donné. Telle est, il me semble, la solution toute simple de la question de l'intermittence.

De tout ceci, il résulte qu'on doit repousser, *à priori*, la supposition de Claivaz et Warnery qui croient, qu'au temps des Romains, cette source prenait jour à Bagne. Pour admettre une semblable supposition, il faudrait aussi admettre la singulière coïncidence, qu'à Bagne elle jaillissait comme elle sourd aujourd'hui à Saxon, après avoir cheminé sur une roche iodique, et après l'avoir macérée plus ou moins longtemps. Or, les roches de cette nature ne sont pas assez communes pour qu'une semblable hypothèse soit admise d'emblée sans preuves positives.

J'espère que tu n'as plus rien à répliquer sur la certitude de l'ioduration et sur le mécanisme de la minéralisation de la source de Saxon.

Quant à l'existence du brôme, du phosphore, de l'arsenic. personne, que je sache, n'a formulé d'objections. Faisons donc, comme tout le monde, acceptons comme vraies les quantités signalées par O. Henry et tous les autres chimistes.

Tout à toi.
BERGERET, DE SAINT-LÉGER.

LETTRE CINQUIÈME

L'EAU DE SAXON EST LA PLUS IODÉE DES SOURCES CONNUES

BON AMI,

Dans mes précédentes lettres, je ne t'ai fourni que les témoignages des plus célèbres chimistes de l'Europe, pour te démontrer : 1° que l'eau de Saxon est iodée; 2° que la quantité de ses principes minéralisateurs, tout en variant de proportion (comme cela a lieu pour toutes les eaux minérales), n'en est pas moins constamment et très-fortement chargée du précieux agent médicamenteux. Aujourd'hui, ce ne sont plus de semblables témoignages que je veux invoquer, je veux te convaincre que l'eau de Saxon est la source la plus iodée de toutes celles que nous connaissons, à l'exception, toutefois, de celle de Gebangan (Indes Hollandaises). La source de Gebangan contient autant d'iode que celle de Saxon, mais les iodures ne sont que des principes minéraux accessoires, parce que cette source est chlorurée-sodique, tandis que les iodures sont les principes minéraux spéciaux de Saxon.

Pour démontrer d'une façon complète que l'eau de Saxon est bien réellement la plus iodurée de toutes les sources connues, est-il besoin, que je reproduise ici, l'analyse de toutes les eaux où l'on a constaté la présence de l'iode ? Or, le nombre de ces sources est infiniment plus considérable qu'on ne le suppose généralement. On n'en compte pas moins de 70 environ. Il serait donc fastidieux de remplir des pages de chiffres, d'autant plus que la grande majorité de ces eaux ne contiennent que des traces d'iode, ou bien quelques milligrammes, ou, enfin 1 ou 2 centigrammes.

Remarquons que dans toutes les eaux iodurées, à l'exception de Saxon, les iodures ne sont que des principes minéralisateurs accessoires, car l'élément principal est, ou un chlorure de sodium, ou un carbonate, ou un bicarbonate, ou un sulfate alcalin, etc. Je ne reproduirai donc ici, que l'analyse des eaux dont les iodures se chiffrent par quelques centigrammes, quoiqu'ils soient des principes minéralisateurs et médicinaux secondaires.

Je n'aurai pas à feuilleter tous les livres sur l'Hydrologie médicale, pour reproduire les analyses que je veux consigner dans cette lettre. Le docteur Aviolat, ex-médecin inspecteur de l'établissement de Saxon, a fait paraître, en 1863, un très-savant mémoire où celles de toutes les eaux iodées, sans exception, sont consignées. C'est un savant plaidoyer pour faire admettre dans la nouvelle édition du *Dictionnaire général des eaux minérales et d'Hydrologie médicale*, de Durand-Fardel et Lebret, la classe particulière des eaux iodurées.

Espérons que le plaidoyer d'Aviolat aura gain de cause. Cependant, on ne peut pas accuser d'oubli ces savants médecins hydrologues, car, s'ils n'ont pas, jusqu'alors, établi de classe pour les eaux iodurées, c'est, disent-ils, parce que l'iode joue un si faible rôle dans les eaux minérales qu'il ne paraît pas mériter une place à part. Mais, aujourd'hui, il faut compter avec la source de Saxon, qui est spécialement iodurée.

Je ne parlerai pas de la savante classification des auteurs du *Dictionnaire d'Hydrologie médicale*, ni de celles d'Alibert, de Soubeiran, de Constantin James, de Petrequin et Socquet.

Voici le tableau des principales sources iodurées.

Dans les eaux CHLORURÉES SODIQUES, il y a neuf sources très-iodées :

Arnstadt *(principauté de Schwarzbourg-Sondershausen).*

	gram.
Chlorure de sodium...............	201,672
Brômure de magnésium.......	0,042

Eau-mère des salines.

Chlorure de sodium...........	77,162
Chlorure de calcium	82,735
Chlorure de magnésium.......	69,212
Brômure de magnésium........	3,105
Iodure de magnésium..........	0,065

Cette eau, comme quelques autres qui sont citées plus loin, est seulement bromurée ; mais elle rentre dans cette division par l'eau-mère, qui est iodo-bromurée.

Durkheim *(Palatinat bavarois).*

	gram,
Chlorure de sodium	12,850
Brômure de sodium	0,013
Iodure de sodium...............	0,001
Acide carbonique.	170^{cc},64

On y utilise pour les bains les sources salines de Philippshalle et leurs eaux-mères, qui contiennent par litre 5,310 gr. de bromure de sodium et 0,570 gr. de iodure de sodium.

Elmen, *province de Saxe (Prusse)*.

(Source des bains),

	gram.
Chlorure de sodium...........	39,860
Brômure de magnésium	0,480
Iodure de sodium.............	traces
Acide carbonique.............	45ᶜᶜ

Eau-mère des salines.

Chlorure de sodium	7,125
Chlorure de magnésium.......	137,500
Brômure de magnésium.......	141,265
Iodure de sodium.............	0,152

Cette analyse a besoin d'être vérifiée, car il y a probablement ici une faute d'impression : la dose des brômures qui y est indiquée dépasse trop les proportions qu'on rencontre dans dans les eaux les plus riches.

Hall *(archiduché d'Autriche)*.

	gram.
Chlorure de sodium............	16,358
Iodure de sodium........	0,009
Iodure de magnésium....... ..	0,041
Brômure de magnésium.......	0,074
Acide carbonique.............	0ᶜᶜ,200

Lavey, *canton de Vaud (Suisse)*.

	gram.
Chlorure de magnésium........	142,80
Chlorure de calcium...........	40,39
Chlorure de potassium........	38,62
Chlorure de sodium............	33,92
Brômure de magnésium........	0,65
Iodure de magnésium..........	0,08

Wildegg, *canton d'Argovie (Suisse)*.

	gram.
Chlorure de sodium..	7,74043
Iodure de magnésium..........	0,02519
Brômure de magnésium	0,00224

Gebangan *(Indes hollandaises)*.

	gram.
Chlorure de sodium............	16,919
Iodure de magnésium..........	0,143

Saratoga-Springs, *Etat de New-York (Amérique).*

Acide carbonique.............	1 1/2 vol.
	gram.
Chlorure de sodium...........	3,050
Iodure de sodium.............	0,062

Tambangan *(île de Java).*

	gram.
Chlorure de sodium....... ...	10,016
Iodure de magnésium.........	0,043

Les EAUX CHLORURÉES SODIQUES en compte une remarquable.

Gurgitello, *île d'Ischia (royaume de Naples).*

	gram.
Bicarbonate de soude.........	2,810
Chlorure de sodium......... .	3,052
Iodure de potassium	0,044
Acide carbonique.............	135cc

Les BICARBONATÉES SODIQUES très-remarquables, sont :

Lippik, *Esclavonie (Autriche).*
(Bischöfsquelle.)

	gram.
Carbonate de soude...........	1,481
Chlorure de sodium...........	0,674
Iodure de sodium...	0,044

Teplitz-Schonau *(Bohême).*

	gram.
Carbonate de soude...........	2,844
Chlorure de sodium...........	0,458
Iodure de sodium.............	0,060

Zahokowitz *(Moravie).*

	gram.
Bicarbonate de soude....	0,65
Chlorure de sodium...........	0,46
Iodure de magnésium.........	0,05

Les BICARBONATÉES MIXTES ont une eau remarquable.

Luhatschowitz *(Moravie).*

	Vincenzbrunnen	Badenwasser
Carbonate de soude	3,3498	3,4754
Carbonate de magnésie..	0,0607	0,0617
Carbonate de chaux	0,6744	0,6091
Brômure de sodium.....	0,0367	0,0162
Iodure de sodium.......	0,0190	0,0590

Les SULFATÉES CALCIQUES, une remarquable.

Aulus (*Ariège*).

	gram.
Sulfate de chaux..............	1,980
Iode, silice. alumine ⎫ Phosphates.. ..... ⎬	0,080

Cher ami, tu es peut-être étonné de ne pas voir figurer dans cette liste, les noms de Challes, Kreuznach, etc. qui ont une si grande réputation en France.

Or voici la minéralisation de Challes :

Challes (*Savoie*).

	gram.
Sulfure de sodium............	0,2950
Chlorure de sodium...........	0,0814
Brômure de sodium..........	0,0100
Iodure de potassium	0,0099

Comme tu le vois, cette source est iodée d'une manière insignifiante vis-à-vis de celles dont je viens de donner l'analyse et surtout vis-à-vis de Saxon. Son débit est, du reste, si minime qu'il ne permettra jamais d'en faire un établissement important.

Kreuznach (*Prusse rhénane*).

	Elisenquelle gr.	Oranienquelle gr.	Münster gr.	Théodorshalle gr.
Chlorure de sodium....	8,745	13,044	6,646	6,204
Brômure de magnésium	0,003	0,213	»	»
Brômure de sodium....	»	»	0,069	»
Iodure de magnésium..	0.004	0,001	»	»
Iodure de sodium......	»	»	»	0,003

Eau-mère de la source du Münster.

	gram.
Chlorure de potassium........	20,1916
Chlorure de sodium..........	20,9475
Chlorure de calcium..........	230,3069
Chlorure de magnésium.......	30,0054
Brômure de sodium..........	0,7700
Iodure de sodium...........	0,0007

Kreuznach est une eau chlorurée sodique. Les 6 ou 13 grammes de chlorure de sodium que contiennent ces eaux suivant la source que l'on considère, en font l'élément minéralisateur principal ; car ce ne sont évidemment pas les 3 milligrammes d'iodure de sodium de la seule source (Théodorshalle) qui, puissent faire classer Kreuznach parmi les eaux iodurées.Kreuznach a une grande réputation justement méritée pour plusieurs raisons. D'abord, c'est un établissement bien tenu, qui a une bonne direction, ensuite, la nature chlorurée sodique des eaux que l'on boit, mérite de la considération, mais la principale raison de sa réputation lui vient des bains que l'on prend dans les eaux-mères de Münster.

Les eaux de Salins sont aussi actives que celles de Kreuznach, mais, comme ces dernières, elles ne peuvent pas entrer en comparaison avec Saxon.

Le chlorure de sodium est le seul agent médicinal qui puisse rendre compte des effets curatifs qu'on observe à ces stations, car l'iode passe inaperçu vis-à-vis de l'énorme proportion du sel marin, et Salins ne contient même pas de traces d'iode, tandis que les iodures sont les principes éminemment actifs de l'eau de Saxon.

En examinant les différentes analyses que je viens de transcrire, nous voyons onze eaux chlorurées sodiques iodurées, une eau chlorurée sodique bicarbonatée iodurée, trois eaux bicarbonatées sodiques iodurées, une bicarbonatée mixte iodurée et une sulfatée sodique iodurée. Ainsi donc, dans toutes ces eaux, l'iode n'est qu'un élément minéralisateur accessoire, dont l'efficacité est complétement masquée par les proportions élevées du principe minéralisateur spécialement actif.

Cependant dans les eaux carbonatées et bicarbonatées, comme Gurgitello, Luhatschowitz, Lippik, Tepplitz-Schönau, Zahokowitz, l'iode peut avoir une certaine action médicinale.La source d'Aulus, dans le département de l'Ariége, est certainement celle dont la minéralisation, et surtout l'ioduration se rapproche le plus de celle de Saxon, aussi, cette eau, est-elle très-efficace dans les vieux accidents syphilitiques. Cependant ces dernières eaux, de même que les chlorurées sodiques, sont infiniment moins actives que celles de Saxon.

Ainsi, non-seulement Saxon est l'établissement où les eaux sont le plus iodées des sources connues du monde entier, mais encore ce sont les seules eaux dont le principe minéralisateur principal soit l'iode. C'est ce qui explique, comme nous le verrons dans une prochaine lettre, la remarquable efficacité de cette source ; car, à part les bains, qui contiennent 33 grammes environ d'iode pour chacun d'eux, l'eau sans saveur, ni sans goût appréciable, que l'on boit dans la journée, a un très-puissant effet reconstituant, altérant, fondant, antiseptique, etc.

La comparaison que je viens d'établir entre toutes ces eaux, n'est, bien entendu, relative qu'à la quantité des iodures qu'elles contiennent; car, s'il s'agissait des brômures, on trouverait une foule d'eaux qui en tiennent en dissolution une proportion infiniment plus élevée que celles de Saxon, surtout parmi les eaux-mères des salines. Dans mes lettres suivantes, je vais essayer de t'expliquer le rôle physiologique et médicinal si différent de l'iode et du brôme.

A bientôt.

BERGERET, DE SAINT-LÉGFR

LETTRE SIXIÈME

ACTION PHYSIOLOGIQUE DE L'IODE

CHER AMI,

Nous savons maintenant, que l'eau de Saxon contient de l'iode, 2° qu'elle en contient plus que toutes les autres sources connues, 3° que c'est l'iode qui est son principal élément minéralisateur.

Or pour bien étudier l'action de cette eau thermale ; sur les différents organes des appareils fonctionnels : A, de la conservation de l'individu : circulation, digestion, respiration, urination, sudorification ; B, de la conservation de l'espèce : organes génito-urinaires et les annexes ; C, de la vie animale et de la vie de relation : cerveau, organes des sens, etc., il est indispensable de bien se rendre compte de l'action physiologique et médicinale de chaque principe tenu en dissolution dans cette eau.

Il est vrai qu'en hydrologie médicale, il y a un vieil axiome qui dit : « Qu'il n'est pas possible de connaître l'action curative d'une eau minérale par sa composition chimique, et que le praticien, qui se guiderait *exclusivement* sur celle-ci, s'exposerait à commettre de grossières erreurs. » Certes ce vieil axiome a une certaine valeur vis-à-vis des analyses faites par des chimistes de la valeur de Morin. Il n'est pas étonnant alors que dans les substances signalées on n'en trouve pas qui corresponde à certains effets produits. La lettre de Claivaz peut en fournir une preuve. Mais quand une eau comme celle de Saxon a été analysée et *réanalysée* des centaines de fois par des chimistes comme Césati, Rivier, de Fellenberg, Brauns, O. Henry, Heldepreim Sonnenschein Poselger, Peyrona, Abbene, Kramer, Kempel, Liébig, etc., quand les substances minérales sont signalées dans leurs moindres traces, on peut certainement croire qu'il peut y avoir une relation entre les principes minéralisateurs et les effets produits. Ce qui peut tromper un médecin qui ne consulte que le minéralisation des eaux analysées avec autant de soin que celles de Saxon, c'est quand cette minéralisation est complexe et qu'il ne tient pas compte de la température, de toutes les conditions ambiantes de la localité et surtout de l'état électrique de cette eau. Mais à Saxon ni la température ni les milieux ambiants ne peuvent influencer d'une manière très-sensible sur les malades qui vont y passer une saison. J'aurai soin du reste tenir de compte de ces agents dans une des lettres suivantes.

Quelles sont donc les substances véritablement actives qui sont contenues dans la source de Saxon ? Ce sont, 1° les iodures de calcium et de magnésium ; 2° les brômures des mêmes bases ; 3° le principe arsénical sensible et 4° le principe phosphoré également sensible. En effet, les 34 centigrammes de bicarbonates de chaux et de magnésie peuvent-ils par leur action physiologique et médicale troubler d'une façon quelconque l'effectivité complète des 11 centigrades des iodures alcalins ? Ces bicarbonates ne peuvent-être qu'adjuvants des iodures en stimulant comme eux la digestion, la diurèse et la sudorification. Cette quantité est précisément celle qui minéralise les eaux d'Evian (source Bonnevie). Or tout le monde connait la remarquable action diurétique des eaux d'Evian, ainsi que leur effet modificateur si puissant dans les troubles morbides des premières voies digestives.

D'un autre côté que peuvent produire de contraire à l'action des iodures, brômures, arsenic et phosphore, les 37 centigrammes de sulfates anhydres de chaux, de magnésie, de soude ? Ils sont bien insignifiants dans l'organisme quand ils ne sont pris que pendant une saison. Il faudrait une action bien longtemps prolongée de cette faible dose pour qu'ils puissent déterminer quelques troubles hypertrophiques du côté de la glande thyréoïde; mais perdus au milieu de ces autres substances très-actives, ils sont rejetés par la diurèse produite par les iodures et les bicarbonates, sans séjourner dans l'organisme, par le mécanisme fort simple qu'à si bien étudié Cl. Bernard, le célèbre physiologiste de l'Institut.

Les actions immédiates de ces eaux doivent donc être entièrement attribuées aux iodures, aux brômures, aux principes arsénicaux et aux principes phosphorés. Quand aux actions médiates elles ne sont pas encore bien connues, car aucune observation n'a encore été recueillie dans ce sens, mais elles doivent être très-efficaces et sont entièrement sous la dépendance de la thermalité, de l'électricité et des milieux ambiants (agents externes) (1).

Je crois donc indispensable, cher ami, pour te rendre un compte bien exact de l'action physiologique et médicale de l'eau de Saxon, de commencer d'abord par te signaler sommairement l'action physiologique et thérapeutique, individuellement, de l'iode du brôme, du phosphore et de l'arsénic, puis de comparer ces effets avec ceux que l'on obtient à Saxon. Or nous verrons bientôt que l'action physiologique et médicale

---

(1) Voir (*Philosophie des sciences cosmologiques et critique des sciences et de la pratique médicales*, par Bergeret, de Saint-Léger, lauréat des hôpitaux de Paris — 1866.)

de l'eau de la source de cet établissement est bien plus puissante que celle qui résulte de l'emploi de ces substances prises chez les pharmaciens.

Action physiologique de l'iode.

Quand on prend de l'iode. la digestion se fait avec une perfection inaccoutumée ; l'appétit est augmenté, vif et quelquefois violent. La constipation est habituelle, seulement quand il y a saturation on observe un léger effet laxatif. La gorge est en quelque sorte le thermomètre de la saturation iodique. L'iode provoque de l'excitation pulmonaire, de la toux et facilite l'expectoration. La circulation est remarquablement augmentée, c'est ce qui explique la diurèse et la diaphorèse consécutives. Ainsi la peau est chaude, elle est souvent le siège d'éruptions diverses de la nature des exanthèmes : erythème, urticaire, etc., et quand l'iode est continué longtemps, ces éruptions prennent le caractère du prurigo, de l'acné, de l'eczéma, etc. La peau est presque toujours aliteuse; c'est pourquoi il faut que les malades portent de la flanelle ou des chemises de coton, et qu'ils aient un soin extrême d'éviter toutes les causes de refroidissement.

L'accélération de la circulation augmente la fréquence du pouls de 10 à 15 pulsations; or c'est la pression exercée par la colonne sanguine, poussée plus vivement, qui produit une urination plus abondante, la diurèse, etc.

La rapidité du passage de l'iode dans le sang est telle, qu'elle a permis de calculer, d'une manière fort simple, la vitesse de la grande circulation. Ainsi en donnant de l'iodure de potassium à un homme au moment où il urine, si toutes les cinq secondes on recueille de cette urine dans un verre à expérience, on trouve déjà de l'iode dans le quatrième verre. C'est-à-dire que l'iode n'a mis que 15" à 20" pour parcourir le système porte, passer par le cœur, aller aux poumons, revenir au cœur, aller dans les organes et revenir sortir par les reins, la vessie, etc.

Or, si l'iodure de potassium se trouve dans l'urine 18" environ après l'injection de cet agent, il est évident que le sang qui l'a charrié a mis tout *au plus* le même temps pour parcourir le même trajet, donc la grande circulation se fait *au plus*, en 18", chez l'homme, en admettant que l'iodure soit absorbé instantanément.

Ce fait de l'absorption instantanée et de l'élimination immédiate des iodures est de la plus haute importance pour diriger convenablement le traitement des maladies par ces agents pharmaceutiques et particulièrement par les eaux de Saxon ; car toute la curabilité du traitement repose sur le fractionnement de la dose pour qu'il y ait constamment des iodures en circulation dans le sang. Nous reviendrons sur cette question.

Ainsi l'iode stimule d'une manière remarquable toutes les fonctions de conservation de l'individu, en sorte que le grand acte de la trophie de l'élément anatomique devient le siége d'une grande activité. Sous son influence, les principes immédiats carbonés et azotés qui n'avaient pas atteint le degré d'oxydation voulue, pour servir à la trophie histologique, sont repris, dans le tissu cellulaire, par les capillaires et les lymphatiques, rentrent dans la circulation générale, subissent les catalyses combinantes qui leur conviennent, se fixent momentanément dans l'organisme, en servant à la trophie normale, puis sont éliminés, sous forme de principes immédiats de la deuxième classe (excrémentitiels.) (1). C'est ce qui explique l'amaigrissement général de ceux qui prennent de l'iode, amaigrissement apparent, car le tissu graisseux seul est en partie résorbé, tandis que, au contraire, les autres tissus augmentent de volume et de tonicité. Ces effets d'amaigrissement sont généralement très-accusés à Saxon, mais un embonpoint de bonne nature revient bien vite, quand on cesse de prendre les eaux.

---

(1) Pour bien comprendre les transformations catalytiques que subissent les principes immédiats, voir (Livre II, chap. I de l'ouvrage dejà cité).

Voir aussi (*Du choix d'une station d'hiver et en particulier du climat d'Antibes*, études physiologiques, hygiéniques et médicales, par Bergeret, de Saint-Léger, lauréat des hôpitaux, chez J.-B. Baillière, Paris, 1864).

Sur les organes de la fonction de conservation de l'espèce, l'action de l'iode n'est pas moins remarquable. C'est sur la femme que l'action de l'iode a surtout été étudiée dans ce sens. En effet, ce n'est pas seulement par la peau, les reins, les glandes salivaires etc., que l'iode sort de l'économie ; le lait des nourrices en est aussi rapidement impreigné que les urines. Wœhler, en 1826, fit prendre une dose toxique d'iode à une chienne qui allaitait ses petits ; cinq heures après l'administration de cette dose, un de ses petits chiens creva empoisonné par l'iode. L'iode a la propriété de stimuler d'une manière toute spéciale les fonctions utérines et ovariques ; ainsi le flux cataménial devient plus abondant et parfaitement régulier si, avant l'administration de l'iode, il avançait, retardait ou était plus abondant.

Boinet a remarqué que toutes les fois qu'il badigeonnait le col, avec de la teinture d'iode, il provoquait l'irruption des menstrues. Il a constaté depuis que c'était un excellent moyen de provoquer les règles chez les femmes dysménorrhéiques ; ce moyen ne convient chez les jeunes filles chlorotiques, que lorsque les martiaux ont déjà reconstitué le sang. Il ne faut cependant pas en faire abus, car on a quelquefois déterminé des métrites.

Chez l'homme, l'iode produit une excitation génésique fort remarquable.

Sur le cerveau, il produit des effets très-variés, suivant le moment où l'on observe son action. Il commence par produire de la lourdeur de tête, une sensation étrange comme celle de de l'ivresse vinique, quelquefois de légers étourdissements, d'autres fois des éblouissements passagers avec tintoins, des douleurs des yeux et des oreilles ; mais tous ces symptômes disparaissent aussitôt que la diurèse et la diaphorèse se sont établies. Il reste néanmoins une excitation qui ressemble à celle du café et qui pousse à la loquacité.

Les muscles éprouvent tout d'abord de la faiblesse, on est las, on craint le mouvement, mais bientôt après on se sent vigoureux et on éprouve le besoin de prendre de l'exercice.

Tout ce que je viens de dire de l'action physiologique de

l'iode pharmaceutique est tout simplement la description de l'effet des eaux de Saxon, comme nous le verrons bientôt.

Plusieurs savants ont cherché à préciser expérimentalement les effets et le mode d'action de l'iode dans notre organisme.

Magendie le premier a constaté la propriété antiseptique de l'iode ; mais c'est Boinet (1) qui a fait connaître cliniquement la modification particulière qu'exerce cet agent sur les tissus affectés de suppuration. Il a précisé l'action modificatrice de l'iode sur les plaies de mauvaise nature, insisté sur la propriété que possède l'iode de tarir la sécrétion du pus, d'enlever les mauvaises qualités aux produits sécrétés par les plaies.

Natalis-Guillot et Melsens ont étudié l'action des iodures dans les maladies causées par l'infection métallique. Ils disent que la médication iodée a la propriété de rendre solubles les composés métalliques ; que l'économie peut garder, et qu'elle en facilite l'excrétion à l'état d'iodures doubles qui s'éliminent alors avec la plus grande facilité par les urines.

En 1845, Natalis-Guillot et Melsens étudièrent ensemble l'action thérapeutique de l'iodure de potassium dans les maladies chroniques provoquées par des composés métalliques vénéneux.

En 1849, Melsens publia un nouveau mémoire sur ce sujet (2), où il démontra que tous les composés du mercure qui peuvent se rencontrer dans l'économie, sont solubles dans l'iodure de potassium ; que le mercure métallique lui-même s'y dissout malgré son union aux matières organiques de l'économie. Il démontra expérimentalement l'inocuité de ce sel, lorsqu'il est admistré, même à haute dose, à une personne non préalablement soumise à une intoxication métallique. Il indiqua, au contraire, le danger que son administration peut offrir, si ce médicament, inoffensif par lui-même, rencontrait dans l'économie des composés métalliques, inertes, peu actifs, insolubles ou fixés dans les tissus. Dans ces cas, en effet, l'iodure de potassium peut provoquer des symptômes d'em-

---

(1) *Iodothérapie*, 2° édition. 1865.

(2) *Annales de chimie et de physiques*, 3° série, t. **XXVI**.

poisonnement, en attaquant ces composés et en les rendant ainsi solubles et actifs.

Voici le résumé du plus récent travail de Melsens sur cet intéressant sujet (1)

L'emploi de l'iodure de potassium a haute dose, pendant plusieurs mois, ne semble pas à être de nature à porter atteinte à la constitution générale des individus qui se soumettent à cette médication.

Ce n'est pas seulement dans les cas d'empoisonnements mercuriel et saturnien, que l'iodure de potassium produit ses meilleurs effets. Les accidents d'intoxication lente par des aliments ou des boissons, ayant séjourné dans des ustensiles de zinc, peuvent aussi être modifiés heureusement par l'emploi de l'iodure de potassium.

Melsens conseille, comme adjuvant, de donner aux malades un léger excès de sel marin, d'abord, selon lui, parce que le chlorure de sodium est un succédané de l'iodure de potassium en ensuite, parce que, provoquant la soif, il active une diurèse qui favorise l'élimination.

En général la cure par l'iodure de potassium doit durer plusieurs mois. Il est très-utile d'interrompre de temps à autre, l'administration du médicament pendant quelques jours. Après chaque interruption il faut recommencer par des doses modérées qu'on élève graduellement de nouveau. Autant que possible il faut éviter de modifier la médication, car l'iodure de potassium suffit avec un bon régime.

Melsens recommande, dans les cas de syphilis, de toujours terminer un traitement mercuriel, en donnant de l'iodure de potassium. En ne le faisant pas, on expose les malades aux accidents ultérieurs d'un empoisonnement lent et chronique, dont les suites sont au moins aussi graves que la maladie dont on avait cherché à les guérir.

D'un autre côté, Duroy, pharmacien de Paris, a étudié

---

(1) Mémoires couronnés et autres mémoires de l'Académie royale de chirurgie, t. x.

expérimentalement le mode d'action de l'iode sur les tissus de l'organisme.

Voici quels sont ses conclusions : (1).

1° L'iode est un puissant antiseptique ; il arrête et prévient la fermentation putride ; il manifeste cette propriété envers les solides et les humeurs de l'organisme animal, même en présence de l'air.

2° Il se combine chimiquement aux matières animales (chair, sang, albumine, lait, etc.), sans altérer sensiblement leurs formes ; il se comporte de même en s'unissant au gluten.

3° Il a une affinité plus forte pour les substances protéiques que pour l'amidon.

4° Contrairement à l'opinion assez généralement reçue, l'iode élémentaire pur ou en solution acqueuse, à l'aide de l'iodure de potassium, fluidifie les liquides animaux, et le sang en particulier, ainsi que l'avait déjà constaté Poiseuille.

5° Mais comme l'alcool, son dissolvant ordinaire, produit en injections, la coagulation du pus, et que le coagulum pourrait s'opposer à la pénétration du médicament dans toute l'étendue du trajet fistuleux, il serait préférable de se servir, au lieu de teinture alcoolique d'iode, d'une solution aqueuse avec parties égales d'iodure de potassium.

6° Il serait rationnel de tenter l'application interne et externe de l'iode dans les empoisonnements miasmatiques. dans les maladies épidémiques et putrides (choléra, fièvre jaune, typhoïde, pourriture d'hôpital, gangrène, etc.) Ne pourrait-il pas combattre l'action des venins et des virus ?

Il est vrai que Mialhe n'est pas complétement de l'avis de Duroy, il dit : (2)

« Bien que l'iode soit peu soluble dans l'eau, la proportion qui s'y dissout est cependant assez notable pour qu'il nous

---

(1) Voir, Rapport de Chatin à l'Académie de medecine, le 16 août 1854. (*Bulletin de l'Académie* t. XIX, Paris, 1854, page 1003).

(2) Chimie appliquée à la physiologie et à la Thérapeutique, par le docteur Mailhe (pharmacien de l'Empereur), professeur agrégé de la Faculté de médecine de Paris (1856).

soit permis d'en parler ici. On nous objectera peut-être que ce corps simple n'est jamais employé en médecine à l'état solide, et que, par conséquent, l'étude de sa dissolution dans l'économie animale est une pure chimère. Mais à cela nous répondrons qu'en réalité, il est, bien plus fréquemment qu'on ne le pense, ingéré sous cette forme ; c'est ainsi que, lorsque la teinture d'iode est administrée en dissolution dans une très-faible proportion d'eau, une partie de ce principe actif devient insoluble, et arrive comme tel dans l'estomac. »

« Mais c'est surtout quand la teinture d'iode est employée en injections dans le traitement de l'hydrocèle et autres épanchements dans les cavités closes, que le fait dont nous venons de parler se présente à son maximum. »

« Nous nous sommes en effet, assuré que lorsqu'on ajoute une partie de teinture d'iode à deux parties d'eau, comme certains praticiens le recommandent, les 17/18 de l'iode sont mis en liberté et se précipitent. »

« Quand l'iode est mis en contact, à l'état solide, avec les tissus vivants, une petite partie se dissout immédiatement à la faveur de l'eau et des carbonates alcalins contenus dans les humeurs animales; il se forme une certaine quantité d'iodures et d'iodates alcalins, et comme les iodures basiques possèdent la propriété de dissoudre une forte proportion d'iode, il en résulte que la quantité dissoute est bientôt assez marquée, ainsi que le témoigne le *coagulum scariforme* qui ne tarde pas à apparaître, lorsque le corps simple est mis à l'état solide en contact avec nos tissus ; et c'est même à ce coagulum qu'il faut rapporter l'espèce de pincement douloureux qui résulte de son action locale. Deux cas peuvent se présenter : ou bien la proportion d'iode qui entre dans l'eschare est faible, et alors les carbonates et les chlorures alcalins ne tardent pas à en opérer la dissolution, et par suite l'absorption à l'état d'iodures et d'iodates ; ou bien la proportion d'iode contenue dans l'eschare est considérable, et, dans ce cas, l'absorption ne pouvant s'en effectuer qu'à la longue, ce corps simple, outre son action chimique, exerce sur les membranes qu'il touche, une action irritante analogue à celle de tout corps solide, et de cette double action résulte une inflammation plus ou moins intense. »

« Il en serait tout autrement si les assertions de Duroy
« étaient exactes. En effet, suivant notre honorable confrère (1)
« Il est convenable de détruire une opinion erronée : l'iode,
« suivant quelques auteurs, coagule le sang et les autres
« liquides de l'économie animale. La septième expérience de
« ce mémoire démontre, je crois, suffisamment le contraire.
« Il n'est pourtant pas supposable que les expérimentateurs
« se soient servis, pour fonder leur jugement, des solutions
« alcooliques ou éthériques d'iode, et qu'ils aient attribué à
« celui-ci l'effet coagulant dû à l'alcool et à l'éther. »

« Mais l'assertion de Duroy est-elle fondée ? »

« Les expériences qui suivent, vont nous mettre à même
« de répondre à cette question. »

« Lorsque l'on met dans un verre à expérience un mélange d'eau albumineuse parfaitement transparente et d'iode en poudre, on remarque qu'au fur et à mesure que l'iode se dissout, il tend à coaguler l'albumine ; mais cette coagulation ne devient possible que lorsque toute alcalinité, qui est inhérente à l'albumine, a été complétement saturée par l'iode. Alors seulement la coagulation devient de plus en plus manifeste ; car si de même que le chlore et le brôme, l'iode ne coagule pas instantanément les liquides albumineux, cela tient uniquement à sa moindre solubilité dans les liqueurs aqueuses. »

« La preuve qu'il en est ainsi, c'est que, lorsqu'on augmente le pouvoir dissolvant de l'eau sur l'iode, à l'aide d'une proportion d'alcool assez faible pour ne pas agir sur l'albumine à titre de coagulant, on constate que cette teinture hydroalcoolique d'iode coagule instantanément l'eau albumineuse. »

« Il suit de ces faits que l'iode, comme le chlore et le brôme, appartient à la classe des coagulants. »

« Il faudrait donc selon nous, bien laisser déposer le mélange de teinture d'iode et d'eau destiné au traitement de

(1) *Union médicale*, 23 septembre 1854.

l'hydrocèle et autres affections analogues, avant de l'introduire dans la seringue, ou mieux encore, en opérer la filtration sans quoi, nul doute que l'iode suspendu dans le mélange hydro-alcoolique injecté, venant à se précipiter et à se déposer dans la partie la plus déclive du sac, ne puisse déterminer des accidents d'eschare et d'inflammation. »

« Ce qui précède nous conduit tout naturellement à conclure : 1° que l'action générale ou dynamique de l'iode n'est pas produite par ce corps simple, mais bien par *les composés salins* qui résultent de sa transformation, et qui, seuls, pénètrent dans la grande circulation ; 2° que, hormis les cas où l'on tient à voir se produire une action chimico-irritative, l'iode ne doit pas être introduit dans l'économie à l'état de liberté, mais bien à l'état d'iodure neutre, et spécialement à l'état d'iodure de potassium ; 3° que lors de l'emploi de la teinture d'iode dans le but de déterminer l'inflammation adhésive des cavités closes, la suppuration qui se manifeste doit probablement reconnaître pour cause, le plus souvent, la présence d'une certaine quantité d'iode à l'état de simple suspension dans la teinture hydro-alcoolique employée. »

« Nous venons de dire que l'iode ne devait jamais être prescrit à l'intérieur à l'état de corps simple, mais à l'état d'iodure alcalin parfaitement neutre. Il résulte, en effet, des recherches de Leroy, pharmacien distingué de Bruxelles, qu'un iodure de potassium dont l'ingestion, même à dose thérapeutique faible avait donné lieu à des douleurs stomacales assez vives, renfermait une notable proportion d'iodate de potasse, fait dont il est aisé de s'assurer en versant dans la dissolution aqueuse de ce sel une certaine quantité d'acide acétique concentré, lequel, mettant à nu tout ou partie de l'iode qui existait dans l'iodate de potasse, sans toucher à l'iode contenu dans l'iodure de potassium, communiquait à la liqueur iodurée une teinte rouge violacé très-foncé. »

« Or nous pouvons affirmer que la double assertion de notre honorable confrère de Bruxelles est parfaitement exacte, car nous nous sommes assuré par l'expérience, qu'il existe assez souvent, dans le commerce de la droguerie, de l'iodure de potassium mêlé d'iodate de potasse, et, de plus, qu'un pareil iodure est apte à produire des douleurs gastriques. C'est aussi ce qui a été constaté par bon nombre de praticiens chez les malades qui en avaient fait usage. »

« Voici comment on peut expliquer ces douleurs : l'iode de l'iodate de potasse est mis en liberté par les acides gastriques, comme nous avons dit qu'il l'était par l'acide acétique : c'est encore là un fait dont nous nous sommes assuré directement. Or c'est à l'action irritante de ce métalloïde que les douleurs précitées doivent être rapportées. »

« Ce fait prouve : 1° que l'iodure de potassium *iodaté* doit être banni de la thérapeutique, et, partant, qu'il est indispensable de soumettre à l'analyse tout iodure de potassium destiné à l'usage de la médecine ; 2° que c'est avec raison que nous avons posé en principe, dès l'année 1845, que l'iode en nature ne devrait jamais être prescrit à l'intérieur. »

Il résulte de tout ceci que c'est sous forme d'iodures alcalins que l'iode entre dans l'économie, forme que nous offre précisément l'eau de Saxon.

A bientôt.

BERGERET, DE SAINT-LÉGER.

LETTRE SEPTIÈME

ACTION MÉDICALE DE L'IODE

CHER AMI,

Aujourd'hui, je vais te mentionner, aussi rapidement que possible, quelles sont les maladies dans lesquelles nous avons recours à l'iode et à ses composés pharmaceutiques.

C'est Coindet, de Genève, qui a introduit l'iode dans la thérapeutique. Il s'en servit d'abord contre le goître, et nous sa-

vons tous à quels résultats heureux il est arrivé. C'est avec
beaucoup de justesse que Trousseau fait remarquer que si, dans
les autres pays, on n'a pas obtenu d'aussi belles et d'aussi
nombreuses cures proportionnelles, cela tient à la nature spéciale
des goîtres que l'on a soignés. Je n'admets pas les divisions de
Trousseau, car il fait entrer dans la classe des goîtres toutes
sortes de tumeurs thyréoïdiennes. Dans mon mémoire (1) je
n'en admets que deux variétés : 1° Ceux sans sympexions, tous
guérissables, quel que soit leur volume ; 2° ceux avec sympexions, tous inguérissables, quel que soit leur volume.

Heureusement, pour les progrès de la thérapeutique, que du
temps de Coindet on regardait le goître comme étant de nature
scrofuleuse ; alors la simple analogie fit penser que les effets
merveilleux de l'iode dans le goitre pourraient bien ne pas être
sans influence sur toutes les autres manifestations si nombreuses de cette maladie. On essaya, et tout le monde, sait
quels résultats on obtint par l'emploi de cet agent médicamenteux !

Giacomini dit : « Quant à la scrofule, les préparations iodu-
durées administrées par voie intérieure ou extérieure, ou par
les deux voies à la fois, ont donné des résultats tellement heureux, qu'il n'est pas un seul praticien qui n'en connaisse et
conseille l'administration. »

Lugol, ancien médecin de Saint-Louis, est certainement
celui qui a le plus contribué à populariser l'usage de l'iode dans
les maladies scrofuleuses. En 1828, il publia son premier mémoire, et fit connaître les heureux effets des bains iodés. Sur
109 scrofuleux, dans des conditions très-défavorables, traités par
des bains, à l'hôpital, 36 ont guéri complétement, 30 ont été
améliorés d'une façon notable.

« Il n'en est pas moins avéré, disent Trousseau et Pidoux, que
la matière médicale ne possède pas un modificateur plus puissant
que ce métalloïde pour l'opposer au groupe nombreux des
formes morbides de la scrofule. »

---

(1) *Etiologie du Goître*, par Bergeret, de Saint-Léger présenté le 24
octobre à l'Académie de médecine par l'intermédiaire de Ch. Robin,
professeur d'histologie, publié en novembre par la *France Médicale*.

Ainsi l'iode est élevé à la hauteur d'un spécifique contre la scrofule.

Paterson, de Dublin, rapporte des cas de guérison de carie vertébrale. Tous les bulletins thérapeutiques sont remplis de l'histoire des cures merveilleuses obtenues par les iodurés : tumeurs mésentériques, lupus, engorgements ganglionnaires du cou, ganglions ulcérés, abcès froids, ophthalmies scrofuleuses, etc.

Qui n'a pas vu Bazin se promener dans son service de Saint-Louis avec une fiole de teinture d'iode et un pinceau à la main !

Dans ces derniers temps, on a usé avec beaucoup de succès des badigeonnages de teinture d'iode dans les maladies chroniques de la poitrine : bronchites, tubercules, asthme, angines, laryngites, etc.

C'est Velpeau qui a le premier expérimenté en grand la teinture d'iode en injections dans la tunique vaginale. Il est vrai qu'elles avaient été indiquées en 1838 par O'Brein, et en 1839 par Oppenheim.

Il me paraît prouvé, dit Velpeau :

1° Que la teinture d'iode provoque, avec autant de certitude qu'aucun autre liquide, l'inflammation adhésive des cavités closes ;

2° Que cette teinture expose moins que le vin à l'inflammation purulente ;

3° Qu'elle favorise manifestement la résolution des engorgements qui compliquent les hydropisies ;

4° Qu'infiltrée dans le tissu cellulaire, elle peut ne pas amener l'inflammation gangréneuse.

Ce célèbre chirurgien est arrivé à injecter la synoviale du genou, et nous connaissons tous les résultats surprenants qu'il rétire de sa médication iodique.

On ne devait pas s'en tenir là. Boinet commença à injecter les kystes de l'ovaire. D'autres ont injecté la plèvre, le péricarde, les sacs herniaires, la cavité péritonéale, etc., etc., et partout cette propriété adhésive fait merveille.

La propriété antiseptique de l'iode a été utilisée dans les abcès par congestion, les maladies de peau, les maladies de la muqueuse intestinale, la dysentérie chronique, etc., et toutes ces maladies guérissent par la médication iodée.

Aujourd'hui, dans quelle affection sécrétante des os, des muscles, des lymphatiques, des muqueuses, des séreuses, n'a-t-on pas essayé l'iode ? Et dans quel genre de ces affections n'a-t-il pas donné des résultats surprenants !

Ce spécifique de la scrofule a-t-il, pour cela, moins d'efficacité contre la syphilis ? Tous les médecins savent que si les accidents secondaires de cette maladie guérissent par l'hydrargyre, les accidents tertiaires et tardifs ne sont guérissables que par les iodurés. Souvenons-nous de la recommandation de Melsens qui dit que : tout traitement hydrargyrique doit être suivi d'une médication iodée, si on ne veut pas exposer son malade aux effets d'un empoisonnement métallique lent, dont les conséquences peuvent être plus funestes que les accidents de la maladie qu'on cherche à guérir par le mercure.

Walace, de Dublin, a, le premier, fait voir l'importance de l'iodure de potassium [dans le traitement de la syphilis constitutionnelle. Il a traité 142 malades avec la solution suivante :

$$\text{Iodure de potassium.} \quad . \quad . \quad . \quad . \quad 8 \text{ gr.}$$
$$\text{Eau} \qquad \text{id.} \qquad . \quad . \quad . \quad . \quad 250 \text{ gr.}$$

60 grammes par jour, en 4 cuillerées, pour un adulte. Dans le nombre des malades, il y avait 6 iritis, 6 engorgements des testicules, 10 affections des os et des articulations, 97 syphilides cutanées, 20 lésions de la bouche, du nez et de la gorge.

En 1835, Trousseau et Pidoux ont confirmé la *spécificité* de l'iodure de potassium dans les accidents tertiaires. Mais c'est Ricord qui a définitivement fait la réputation des iodures dans les accidents tertiaires de cette diathèse. Il classe ainsi l'efficacité de l'iodure de potassium : tubercules profonds de la peau et des membranes muqueuses, tubercules du tissu cellulaire, gommes, périostoses, caries, exostoses, douleurs ostéocopes, etc., etc.

Dès 1824, Richond publia, dans les archives générales de la médecine, t. 4, page 321, un mémoire très-curieux sur le traitement de la blennorrhagie et des bubons par la teinture d'iode.

Gendrin a constaté les heureux effets de l'iode dans le rhumatisme et dans la goutte. Très-souvent, selon le célèbre clinicien de la Pitié, les attaques aiguës de la goutte cèdent à l'emploi de l'iode, et, dans la goutte chronique, cet agent fond les nodosités et les tophus. C'est une grande vérité que j'appuyerai, dans une autre lettre, de mon observation personnelle.

Les sciatiques rhumatismales, goutteuses et syphilitiques, de même que les névralgies rebelles, guérissent par l'emploi de l'iode.

Les journaux politiques, aussi bien que les journaux de médecine, chantent tous les jours, les succès prodigieux que l'on obtient dans la phthisie pulmonaire, par les inhalations iodiques.

En 1828, Berton proposa cette médication contre les bronchites chroniques et contre la phthisie, mais Baudelocque les ayant déclarées plus nuisibles qu'utiles, on les abandonna en France. En Angleterre, Murray et Scudamore affirment en avoir retiré de très-bons résultats. Piorry, à la *Charité*, reprit la question, et tout le monde sait quel est l'engouement actuel pour les inhalations iodées. En parlant de l'emploi de l'eau de Saxon, je dirai quelques mots de la curabilité de la phthisie par cette eau.

L'iode rend encore des services signalés dans les laryngites chroniques, les pharingites granuleuses, etc.

Voyons maintenant le mode d'emploi de l'iode et de ses composés.

Tu ne t'attends pas, j'aime à le croire, à ce que je passe en revue le nombre incroyable des composés iodiques qui se trouvent dans les traités de matières médicales. Aujourd'hui, tous les bulletins thérapeutiques signalent de nouveaux composés iodiques avec des observations médicales qui en démontrent l'efficacité; ils sont acceptés par les médecins et mis immédiatement en pratique.

De nos jours, l'iode à l'état métalloïde n'est plus employé. La forme qui s'en rapproche le plus, c'est la teinture préconisée par Velpeau et Boinet, sous forme d'injections dans les séreuses : hydrocèle, épanchements du genou, sacs herniaires, péritoine, plèvre, kystes ovariques, abcès par congestion, etc. Tous les médecins se servent aujourd'hui de l'injection Velpeau pour produire l'inflammation adhésive dans les cavités closes et dans les vastes décollements produits par les trajets purulents provenant des os cariés.

Quand on prépare cette injection, l'iode se précipite eu masse, et Mialhe, comme nous l'avons vu, s'est assuré que les 17/18 se présentaient alors sous la forme métalloïde. Nous avons également vu que ce savant a prouvé que l'iode, quelle que soit la forme sous laquelle il était mis en contact avec les tissus de l'économie, n'entrait dans l'organisme qu'à l'état d'iodures alcalins. Or, l'eau de Saxon présente précisément les sels iodiques les plus facilement absorbables et les plus actifs sur les éléments histologiques.

Boinet a institué une alimentation iodée. Considérant que l'iode se trouve dans une foule de plantes, il a trouvé le moyen de l'associer au pain ordinaire : pain d'épices, gâteaux, biscuits, chocolat, café, pâtes, bonbons, etc.

Pour préparer son pain iodé, il fait ajouter à chaque 2 kilogrammes, 5 à 10 grammes de poudre de *fucus vesiculosus* ou de poudre d'éponge. Cette addition ne donne aucun goût particulier au pain, et, de cette façon se trouve réalisée l'absorption de l'iode préalablement fixé par une plante ou par un zoophyte. Tout cela est infiniment plus compliqué que de boire de l'eau de Saxon en mangeant.

Pour préparer son vin iodé, Boinet fait fermenter des lits alternatifs de raisins et de *fucus vesiculosus* dans une cuve ordinaire, et quand la fermentation est éteinte, il met le vin eu fût, qu'il ferme hermétiquement pour attendre l'usage approprié. Pour les besoins de la pratique ordinaire, on trouve dans les officines des apothicaires, l'iode associé au fer, au mercure, à l'arsenic, au soufre, en un mot, à tous les médicaments les plus actifs. On a ainsi souvent le bonheur de pouvoir remplir une double indication médicinale.

L'iodoforme est une préparation sur laquelle on n'est pas encore bien fixé. Serullas le découvrit en 1822 ; Dumas en donna ensuite la composition chimique exacte. Bouchardat le recommanda beaucoup. Ce médicament est encore très-peu employé en France, mais en Allemagne on l'utilise très-fréquemment. Cependant en France, Bouchardat, Moretin, Humbert et Maître le regardent comme la meilleure préparation iodée des pharmacies.

En résumé, l'iode, suivant les cas, la dose, la forme sous laquelle on l'emploie, est *stimulant, excitant, altérant, reconstituant, irritant, emménagogue, diurétique, fondant, désinfectant,* etc.

A dose thérapeutique : A, sur l'homme en santé, l'iode produit : 1° une stimulation remarquable dans toutes les fonctions de conservation de l'individu : digestion, respiration, circulation, urination, sudorification ;

2° Stimulation spéciale sur la fonction de conservation de l'espèce : menstruation, lactation, ovulation mâle et femelle ;

3° Et sur les fonctions de la vie animale et de relation : innervation générale et spéciale,

B. Sur l'homme malade, l'iode est :

1° Le spécifique du lymphatisme et de la scrofule dans toutes leurs nombreuses manifestations;

2° C'est le remède souverain de la syphilis tertiaire ;

3° Il est le remède le plus efficace de presque toutes les affections pyoïques et hydriques des muqueuses et des séreuses ;

4° Il est enfin le moyen curatif d'une foule d'affections non diathésiques que n'ont pas guéries les moyens médicaux les plus rationnels.

Tout à toi,

Bergeret, de Saint-Léger

LETTRE HUITIÈME

ACTION PHYSIOLOGIQUE ET MÉDICINALE DU BRÔME DE L'ARSÉNIC ET DU PHOSPHORE.

CHER AMI,

Je ne m'étendrai pas beaucoup sur l'action physiologique et médicinale du brôme, de l'arsénic et du phosphore ; car ces agents n'ont, dans l'eau de Saxon, qu'un rôle tout-à-fait secondaire, l'iode seul ayant une action dominante et spéciale.

Brôme. L'analogie de l'iode et du brôme dans leurs affinités chimiques ordinaires a fait penser à Andral, J. Fournet, Puche, etc., que le corps découvert par Balard pourrait bien avoir des propriétés médicinales analogues à celles de l'iode. Ces savants cliniciens l'ont essayé dans les cas où on donne habituellement des iodurés ; mais ils ont remarqué qu'il était plus irritant, plus vénéneux que l'iode. Ces raisons l'ont fait abandonner.

Cependant Magendie, Pouché de Montpellier, Puche, Glover, Horing ont obtenu quelques résultats heureux de l'emploi de cette substance contre la scrofule.

Ozanam dit que le brôme est un spécifique contre les angines pseudo-membraneuses, le croup, le muguet ; il cite 14 cas de guérison (*Gazette médicale* de Paris, 1856. n° 384). O. Réveil mit un point d'interrogation relativement au succès d'Ozanam. En tout cas se sont des maladies aiguës qui n'ont rien à retirer des eaux minérales, à moins qu'on ne deviennent malade sur place.

C'est cependant au brôme que l'on attribue les bons effets des eaux de Nanheim, Hombourg, Kreuznach, Ischl, Salins, Salies, etc., etc. Il pourrait bien y avoir de l'illusion à cet égard, car les bains des eaux-mères et les douches me paraissent mériter une bien plus grande considération que l'apsortion du brôme par la peau.

Puche, Ricord, et un grand nombre d'autres médecins, ont constaté la *complète inefficacité* du brôme dans la syphilis tertiaire. Puche a même poussé la dose journalière du brômure de potassium jusqu'à 20 et 30 grammes sans aucun résultat heureux, puisque, au contraire, il déterminait des accidents toxiques.

Le brômure de potassium produit des phénomènes physiologiques assez singuliers. Il détermine des troubles dans les organes des sens, dans la vision, l'audition. etc. Il produit une anesthésie générale et spéciale de l'isthme du gosier, phénomène que l'on utilise aujourd'hui pour la laryngoscopie. Du côté du cerveau il occasionne l'affaiblissement de la mémoire et de l'intelligence. C'est Huette qui a le premier constaté ces phénomènes que Gübler a confirmés ensuite.

Huette et Puche ont retiré un avantage sérieux de l'emploi de cet agent pour calmer les érections dans les blennorrhagies accompagnées d'orgasme vénérien.

Andral, à la Pitié, Barthez dans sa thèse inaugurable et Fournet en répétant les expériences d'Andral, ont établi que par le brôme : la circulation était ralentie, que dans l'estomac, il causait du pincement et de la stricture, qu'il y avait incontinence d'urine, (Rames et Huette) que la peau était anesthésiée.

En résumé le brôme est un contro-stimulant de toutes les fonctions ; il n'a aucune action curative sur la syphilis et son efficacité contre la scrofule est infiniment moins accusée que celle de l'iode. C'est pourquoi il n'est plus employé aujourd'hui contre cette maladie qui est complétement tributaire de l'iode.

Arsénic. Ce serait abuser que de faire l'histoire physiologique et thérapeutique de l'arsénic, car l'eau de Saxon n'en contient que des traces sensibles. Mais comme ce précieux médicament agit à des doses infinitésimales, je crois indispensable d'esquisser son histoire en quelques mots.

Dans une certaine partie de l'Allemagne, en Styrie. il passe à juste titre, pour stomachique ; il donne de l'embonpoint. Ce sont surtout les jeunes paysans et les jeunes paysannes qui en mangent par coquetterie et désir de plaire. Or il est remarquable avec quel succès ils se donnent un air frais, vigoureux et de santé parfaite. Il est bon de noter, comme dit Trousseau, qu'aucune trace de cachexie arsénicale n'est visible sur la plupart des toxicophages, quel es symptômes de l'empoisonnement arsénical chronique n'apparaîssent jamais sur les individus qui savent approprier à leur constitution et à leur tolérance la dose quelquefois très-considérable, du toxique.

Du reste Chatin et L. Orfila dans leurs savantes recherches sur l'élimination des poisons en général et de l'arsénic en particulier sont arrivés à résoudre complétement cet intéressant problème. Ainsi, chez les chiens, l'élimination de l'arsénic est complétement terminée, 12 jours après l'administration de l'acide arsénieux.

Tout le monde sait quel usage on en fait pour engraisser les animaux de boucherie.

L'arsénic est surtout remarquable par la vigueur qu'il donne aux muscles et par la facilité que l'on éprouve à respirer pendant la marche ascendante.

Depuis le remarquable travail de Baudin sur l'arsénic comme fébrifuge, un grand nombre de médecins ont constaté la puissance héroïque de cet agent contre les fiévres intermittentes rebelles. Je m'en suis servi pour moi-même, alors que le sulfate de quinine, pris pendant 15 jours de suite à la dose de 1 gramme, était resté impuissant pour me couper une fièvre rhumatismale remittente. Depuis lors j'en ai fait très-fréquemment usage avec un succès complet, et comme fébrifuge et comme antinévralgique.

Isnard de Marseille (1) vient de publier un fort beau travail sur l'emploi de l'acide arsénieux dans tous les accidents nerveux quelle qu'en soit l'origine. Il le regarde comme le spécifique du nervosisme. Depuis 10 ans que je le mets constamment

---

(1) De l'arsénic dans la pathologie du systême nerveux ; son action dans l'état nerveux ; la chlorose, les névralgies et les névroses particulières ; l'adynamie et l'ataxie liées aux maladies aiguës ; la cachexie des maladies chroniques. *Étude sur la médication arsénicale*, par le Dr Charles Isnard, de Marseille, 1865.

en usage je n'ai qu'à m'en louer et je n'ai jamais vu le moindre accident se développer à la suite de son usage. J'ai observé au contraire, de fort belles cures qui sont complétement de son fait, surtout contre des maladies chroniques de la poitrine.

Pour l'usage externe, l'arsénic entre dans une foule de pommades.

En un mot sans iode et sans arsénic il faudrait fermer l'hôpital Saint-Louis, car il n'y a certainement pas un seul malade, de cet établissement, qui ne prenne tous les jours une de ces deux substances et presque toujours les deux en même temps.

L'arsénic est un puissant médicament reconstituant. Il agit dans le même sens que l'iode, on doit donc en tenir compte malgré sa faible dose dans l'eau de Saxon.

Phosphore. Il n'y a dans les eaux de Saxon que des traces sensibles de phosphates terreux ; mais on sait que le phosphate de chaux est un des principes constitutifs des os. Or comme le phosphore est très-actif à la faible dose de 1 milligramme, on comprend que les traces qui se trouvent dans chaque litre d'eau de la source de Saxon, méritent quelques considérations ; car la scrofule osseuse et la syphilis osseuse sont très-fréquentes.

Le phosphore est un stimulant énergique. On le prescrit tous les jours dans l'ostéomalacie, le rachitisme, les caries, etc. Dans un ouvrage que je viens de publier (1), je cite un très-beau cas d'absence d'ossification des os du crâne, où j'ai singulièrement activé l'ostéogénie en donnant des os rapés à un enfant et en tenant constamment le sang saturé de phosphate de chaux animal et minéral.

Si j'étais poétique comme Claivaz et Warnery, je dirais que c'est par un décret de la Providence que dans les eaux de Saxon, on trouve réunis à la fois, l'iode, le brôme, le phosphore, l'arsénic, et des bicarbonates alcalins. La composition

---

(1) *Philosophie des Sciences cosmologiques et critique des Sciences et de la pratique médicales.* — Par Bergeret, de Saint-Léger, 1866.

— 63 —

qualitative de cette eau, la proportion quantitative des principes qui la minéralisent, font dire à O. Henry (1) :

« Si la nature, dans ses mystérieuses volontés, a affligé l'humanité de maux de toutes espèces, elle a fourni aussi à l'homme beaucoup de moyens pour les soulager et les combattre, et presqne toujours à côté du mal elle a mis le remède. Ainsi dans certains végétaux, dans des substances empruntées aux matières minérales et dans les produits fournis par les animaux, on trouve des éléments capables de guérir les maladies les plus graves. Ces vérités banales à l'appui desquelles je me dispenserai de citer des preuves, me serviront pour entrer en matière dans le travail que j'ai l'honneur de présenter ici. Il s'agit d'une eau minérale *très-riche en iode* et *en brôme* dont on a constaté depuis très-longtemps les effets *souvent merveilleux* dans une foule d'affections graves scrofuleuses ou dérivées du système lymphatique, etc.

Le docteur Grillet, inspecteur des eaux de Loëche, dit, en parlant des eaux de Saxon (2) : « Quand la nature, toujours si féconde en ressources, vient mettre aux mains de la médecine un moyen efficace et sur de combattre les maladies les plus rebelles, on doit considérer cette découverte comme le plus grand bienfait pour l'humanité souffrante ; car disons-le franchement, si les moyens de guérir dont la thérapeutique dispose sont nombreux, les maladies contre lesquelles elle les dirige sont bien plus nombreuses encore ; et dans ce nombre infini, il s'en trouve qui, par leur opiniâtreté, désespèrent le malade et les médecins les plus persévérants. Encore si, après un traitement rationel et consciencieusement suivi, pendant des années, le malade et le médecin avaient la certitude d'avoir atteint leur but ! mais hélas ! il n'en est point ainsi. Qui pourra jamais, d'une manière absolue, prétendre avoir détruit à fond les dernières traces d'une diathèse scrofuleuse, herpétique, invétérée, d'une syphilis constitutionnelle, etc. »

---

(1) Eau minérale iodo brômée calcaire de Saxon, etc. 1856.
(2) Saxon-les-Bains, canton du Valais (Suisse), par Grillet 1869 — Sion.

« Si les théories ne sont pas d'accord, si les opinions sont encore divisées sur le meilleur traitement à suivre dans ces affections qui font le désespoir de tant de familles, de jeunes gens et d'hommes âgés, il est une question importante, cependant, sur laquelle les hommes les plus éminents de la science semblent s'entendre complétement ; nous voulons parler de la syphilis constitutionnelle. Longtemps les uns ont prétendu qu'il ne pouvait y avoir de guérison sans hydrargyre, les autres proscrivaient cette substance non-seulement comme inutile, mais dangereuse. Chacun donnait la préférence à son système, à sa méthode, et chacun prétendait s'appuyer sur des faits également bien suivis, bien observés. Aujourd'hui' les praticiens les plus expérimentés sont tous d'accord sur l'emploi du mercure dans les cas primaires et secondaires, et sur celui de l'iode et ses composés dans les accidents tertiaires. » Grillet parle ensuite de l'action de l'iode dans la scrofule. Il compare l'action des médicaments officinaux avec celle des eaux minérales.......................... ....

Il ajoute : « Il y a, au reste, beaucoup d'eaux minérales que la chimie ne parvient pas à reproduire. Il y manque toujours quelque chose. C'est que la nature a des secrets que l'art, même le plus perfectionné, n'a pas découvert encore, et ne découvrira probablement jamais. »

« Saxon se trouve dans les conditions les plus heureuses. La source est abondante. La situation, les alentours sont charmants. L'accès en est facile. Le confortable de l'établissement des bains et de l'hôtel ne laisse rien à désirer. Si l'on ajoute à tout cela que les éléments minéralisateurs que cette source remarquable présente à l'analyse, sont en quantité telle, qu'elle peut, à juste titre, être considérée comme une exception parmi les eaux de même nature, si rares d'ailleurs, on peut affirmer que Saxon réunit au plus haut degré tout ce qui peut engager les malades à s'y rendre, et les médecins à les y envoyer. »

« Il est infiniment regrettable que l'on ait si peu écrit encore sur Saxon. Cette source puissante n'est connue que depuis environ vingt ans. Les propriétaires n'ont à peu près rien fait pour la faire connaître et étendre sa réputation. On peut dire

que ce sont plutôt les malades qui sont venus y chercher leur
guérison qui ont fait sa renommée, car les guérisons remarquables qu'elle a opérées en grand nombre, et dans des cas
désespérés, sont une garantie de son efficacité et de l'avenir
prospère assuré à cet établissement. »

Voilà donc, aussi succinctement que possible, les effets physiologiques et médicinaux des substances qui se trouvent dissoutes dans l'eau de Saxon. Nous venons d'étudier les propriétés de ces substances prises chez les apothicaires, nous verrons
dans ma première lettre si les eaux de Saxon produisent des
effets semblables à ceux que nous venons d'étudier.

Tout à toi,
Bergeret, de Saint-Léger.

LETTRE NEUVIÈME

ACTION PHYSIOLOGIQUE ET MÉDICINALE DE L'EAU DE SAXON.

Cher ami,

Je ne saurais mieux te renseigner sur les phénomènes physiologiques que produisent les eaux de Saxon, qu'en te décrivant ceux que j'ai éprouvés moi-même.

A Saxon, mon appétit a augmenté dès le premier jour ; je
mangeais beaucoup, et ma digestion était remarquablement
parfaite et rapide. La fonction coprique a été plutôt facilitée
que ralentie. Tous mes compagnons de voyage ont été dans le
même cas que moi, mais tous ont été légèrement constipés.
Mon bon appétit a duré plusieurs mois après mon retour des
eaux. A Saxon, et pendant quelques jours après avoir quitté
l'établissement, j'ai un peu maigri, mais, depuis lors, j'ai ac-
quis tout mon embonpoint antérieur, peut-être l'ai-je dépassé
un peu. Sous ce nouveau rapport, mes amis ont subi les mêmes
effets : une dame de notre compagnie a gagné d'une manière
sensible du côté de l'embonpoint. Mon pouls comme celui de

mes amis a augmenté de 10 pulsations environ, et cette fréquence inaccoutumée a persisté plus de huit jours après avoir quitté l'établissement. Ma respiration est devenue plus étendue, car, avant cette époque, j'étais facilement essoufflé en marchant vite, tandis qu'à Saxon j'ai pu facilement gravir les montagnes pour analyser leurs eaux et me livrer à l'étude du goître.

La diurèse était extrêmement prononcée. Elle eut été fort gênante pour les rapports sociaux si les mêmes effets ne se fussent également fait sentir chez tous les autres baigneurs. L'urine était d'une couleur et d'une limpidité aqueuse, néanmoins elle avait une odeur iodique et asparaginée très-prononcée.

La peau était constamment en moiteur, et les sueurs devenaient abondantes aussitôt qu'on prenait le moindre exercice. La peau était injectée. J'ai emmené trois enfants avec moi à Saxon. Or, tous les trois ont eu une urticaire thermale très-confluente. Les plaques ortiées se touchaient, mais les démangeaisons étaient relativement modérées, et la fièvre n'a duré que 24 heures. Les grandes personnes n'ont eu que des rougeurs diffuses.

Chez presque tous les hommes, la fonction de reproduction a été stimulée, et l'orgasme a été très-gênant pour plusieurs pendant la nuit. Un de mes compagnons a eu, après sa saison, une sorte de priapisme qui lui a duré deux mois ; l'ovulation mâle était en rapport avec l'orgasme.

Les deux premiers jours que j'ai bu de l'eau, j'ai éprouvé une lourdeur de tête étrange, il me semblait que je marchais de travers comme un homme ivre. Mais, 48 heures après mon arrivée à l'établissement, la diurèse et la diaphorèse étant devenues abondantes, les symptômes dont je viens de parler ont disparu, et il m'est resté une certaine propension à la loquacité. Chez mes compagnons, ces mêmes symptômes ont duré plus ou moins longtemps ; chez une dame, ils ont persisté huit jours. Mes muscles étaient le siége de contractions partielles, j'avais de l'impatience dans les jambes, et j'éprouvais le besoin de roidir souvent les bras.

Malheureusement, tous les médecins qui ont écrit sur Saxon

ont passé sous silence l'action physiologique de ces eaux. Aviolat en dit quelques mots où il constate un effet stimulant général sur tous les malades à qui il a donné des soins pendant plusieurs années.

Ainsi, les effets que j'ai observés, sont précisément ceux que déterminent l'administration de l'iode, de l'arsenic, du phosphore et des bicarbonates alcalins.

Action médicale. Cher ami, j'ai peu de modestie, comme tu vas en juger, car, après avoir commencé l'étude de l'action physiologique des eaux de Saxon en décrivant les effets que j'en ai éprouvés, je commence de nouveau l'étude de l'action médicale de ces eaux par ma propre observation.

Je suis allé à Saxon pour faire fondre une tumeur goutteuse qui siégeait à la région tarso-metatarsienne, sur la tête du quatrième os de ce nom, au cou-de-pied gauche. Cette tumeur, de la grosseur d'une petite noix, me gênait beaucoup la marche et me faisait boiter sourdement, aussitôt que j'avais fait quelques kilomètres d'un pas rapide. Elle a disparu complétement, mais les massages que j'ai fait exécuter dans les bains, m'ont produit une excitation locale qui a de beaucoup dépassé l'effet désiré ; car après la fonte de la tumeur, le point massé est resté le siège d'une circulation très-active qui a produit, quatre jours après avoir quitté Saxon, une tuméfaction de tout le dos du pied. Cette tuméfaction a été suivie d'une faiblesse absolue de l'articulation du cou-de-pied, en sorte que j'ai marché pendant un mois sur mon talon comme sur un pilon. Mais aujourd'hui la tonicité du métatarse est parfaite et je marche aussi bien qu'à l'époque où je chassais.

Voilà maintenant les effets médicinaux que j'ai observés sur les personnes qui sont venues avec moi à cet établissement et sur d'autres malades qui ont bien voulu me donner quelques renseignements.

Une petite fille de huit ans, dans l'état suivant, a complétement guéri après une seule saison à Saxon : Tumeur blanche d'un genou remontant à 3 ans ; voussure du sternum , applatissement des côtes ; tumeurs fibreuses ou cartilagineuses aux deux insertions sternales des clavicules ; yeux chassieux ;

fosses nasales remplies de croûtes impétigineuses ; lèvres tuméfiées ; gencives boursoufflées, commencement de lupus. Après une seule saison, la poitrine s'est reformée, les tumeurs fibreuses ont complétement disparu ! les yeux, le nez, les lèvres, les gencives sont dans un état parfait. Voici ce qui s'est passé dans le genou : primitivement il était énorme, la rotule était à peine mobile ; il y avait menace de luxation de la jambe en arrière ; la jeune fille marchait sur la pointe du pied, en sautillant, comme avec un pied équin. La résorption a commencé du côté du condyle interne, la masse qui était d'abord continue a présenté quelques jours après les douches et les bains de Saxon, des bosselures très-accusées, puis j'ai senti une quantité de petits corps morbides, depuis la grosseur d'un grain de chenevis jusqu'à celle d'un petit haricot. Bientôt un phénomène semblable s'est produit du côté du condyle externe. Enfin tous ces corps étrangers très-mobiles ont complétement disparu. Le genou a diminué d'une façon très-remarquable, le condyle interne reste seul un peu plus gros que celui du genou non malade. La jeune fille marche le pied à plat, court, danse, sans aucune douleur, et je suis convaincu que dans un mois la résorption, qui continue encore, aura fait disparaître la légère tuméfaction qui subsiste encore.

Chez une autre petite fille du même âge qui n'était à Saxon que depuis une douzaine de jours, j'ai constaté aussi une amélioration très-accusée d'une tumeur blanche analogue à celle dont je viens de parler.

J'ai observé le retour du mouvement dans une ankilose du genou chez un jeune anglais qui attribuait son mal à la suite d'une chûte. Mais la nature strumeuse de l'affection n'était pas douteuse, tant à cause de l'état général de ce jeune homme, qu'à cause de la maladie d'un frère aîné qui est mort à la suite d'une carie vertébrale.

Chez un enfant coxalgique avec abcès par conjestion largement ouverts et suppurant très-abondamment, j'ai vu la suppuration se tarir, les abcès se fermer et les douleurs articulaires cesser. Cet enfant guérira-t-il complétement ? Je n'en aurai probablement jamais de nouvelles.

J'ai vu en voie d'amélioration sensible, des engorgements ganglionnaires très-volumineux du cou.

A Saxon, j'ai constaté plusieurs guérisons de syphilis constitutionnelle qui m'ont vivement surpris par leur rapidité. Un de ces cas remontait à 6 ou 7ans. Les traitements les plus rationels avaient été prescrits par Ricord et Clerc; ils avaient complétement échoué et avaient déterminé un état gastrique et intestinal qui ne permettait plus au malade de supporter la moindre dose d'hydrargyre ni d'iodures des officines. Au bout de huit jours, les syphilides qui couvraient une grande partie du tronc et qui étaient par place sous forme de kiloïdes, étaient complétement guéries. Ce malade vit, en même temps, ses fonctions digestives se réveiller et ses digestions se faire avec une remarquable perfection. Aujourd'hui ce malade ne tarit pas en louanges sur Saxon.

Un autre syphilitique porteur d'accidents ulcéreux des lèvres, de la langue, des amygdales et d'une tumeur linguale s'en alla complétement débarrassé d'accidents qui revenaient à vingt ans de la date du chancre infectant.

Je vis encore 5 on 6 autres cas analogues qui furent complétement guéris.

Pour la quatrième fois, une vieille dame était à Saxon pour une névralgie rebelle. Sa douleur cesse aussitôt qu'elle est à Saxon et elle revient tantôt six mois, tantôt huit mois après sa saison.

Il y avait à Saxon un certain nombre de dames pour des métrites et des ovarites chroniques. La cure complète touchait à sa fin pour plusieurs d'entre elles, d'autres accusaient une amélioration dont elles étaient très-satisfaites.

Je vis aussi quelques affections cutanées. Ainsi un vieil eczéma des oreilles qui remontait à 3 ans et pour lequel une dame avait suivi des médications variées guérit complétement à Saxon.

Enfin je constatai aussi la guérison de deux pharyngites granuleuses, d'un goître et l'amélioration sensible d'un vieil engorgement de la glande thyréoïde.

Voilà le bilan de mes observations personnelles, il est petit par le nombre, mais il est beau par les résultats.

Voyons maintenant quelques-unes des observations des différents médecins inspecteurs de cet établissement.

A. *Maladies scrofuleuses.*

Notre très-spirituel et charmant poête de Mâcon, le docteur Ordinaire, dans une notice en forme de lettre, du 29 octobre 1851, c'est-à-dire avant la découverte de Césati et de Pignant, dit :

« En arrivant à Saxon, je fus consulté pour une jeune fille de 10 ans, appartenant à une des principales familles du pays. Je trouvai dans cet enfant tous les symptômes de l'affection scrofuleuse constitutionnelle la plus prononcée ; les fosses nasales ulcérées, remplies de croûtes qui s'étendaient sur la lèvre supérieure engorgée ; le cou entouré de glandes saillantes présentait cinq ulcérations cutanées ; des glandes engorgées siégeaient sous l'aisselle gauche, et une était entièrement en suppuration à la partie interne et inférieure du bras du même côté. Cette jeune personne avait été soumise à divers traitements, qui tous avaient été infructueux ; je l'engageai à prendre les eaux de Saxon et à boire de ses eaux. Elle se soumit à mes prescriptions, elle prit un bain de trois heures le matin à jeûn et un d'une heure dans l'après-midi ; elle but progressivement jusqu'à 10 verres d'eau par jour ; je cautérisai les ulcérations, afin d'en détruire les bords détachés et frangés et en favoriser la cicatrisation. »

« Après dix jours de l'usage des bains, la jeune malade éprouva un mieux très-sensible ; les fosses nasales se détergèrent, les croûtes extérieures disparurent. Après vingt jours, le nez était entièrement dégagé et les ulcérations du cou marchaient à la cicatrisation. Après un mois, elle était méconnaissable, sa figure avait repris les couleurs de la santé, le cou était dégorgé, les ulcérations presque guéries. Aujourd'hui la cure est complète et elle sera durable parce que la malade est disposée à prendre, pendant plusieurs saisons, les bains auxquels elle doit une guérison inespérée. »

« En même temps que j'observais cette jeune malade

le fils d'un meunier de Saxon, également scrofuleux, fut amené aux bains, présentant une carie accompagnée de l'engorgement considérable et d'ulcérations du second métacarpe du pouce de la main droite. Cet enfant portait en outre une ulcération sous le menton, provenant d'une énorme glande entrée en suppuration. Après un mois de séjour aux bains de Saxon, cet enfant sortit parfaitement guéri et de l'ulcération du cou, et de la carie et de l'engorgement de son pouce qu'il était question de couper. »

Le docteur Pignant de Dijon, celui qui, avec Césati, a le premier isolé l'iode de la source de Saxon, est resté pendant plusieurs années à la tête de l'établissement de Saxon. Dans une notice qu'il a publié en 1852 et qui a été réimprimée en 1854, il dit :

« Des observations nombreuses recueillies jusqu'à ce jour, il résulte que les eaux thermales de Saxon produisent sur toute l'économie une action tonique légèrement excitante, et qu'elles jouissent de propriétés dépuratives très-puissantes. Elles ont toujours produit les résultats les plus heureux dans les cas d'atonie des systèmes musculaires et nerveux, les maladies d'estomac et des intestins, les diarrhées chroniques constipations, gastralgies, les engorgements de la rate et du foie, les affections lymphatiques, les scrofules et les maladies qui en dépendent, comme engorgements glandulaires, carie des os, ulcères, ophtalmies, etc. Les nombreuses maladies de la peau, les différents genres de dartres, les rhumatismes musculaires et articulaires chroniques, les tuméfactions qui en résultent, les névralgies, la paralysie quand elle a pour cause un ramolissement de la moële épinière, ou du cerveau, et principalement quand elle est occasionnée par une atonie de ces organes, ou des nerfs eux-mêmes, les plaies, les blessures, etc. Les maladies du système utérin, comme leucorrhée, aménorrhée, dysménorrhée, chlorose, et autres affections plus sérieuses du même organe en éprouvent des modifications remarquables. »

Nous allons en citer quelques exemples observés pendant ces dernières années :

Mlle C..., agée de 15 ans, est, depuis plusieurs années, en proie aux scrofules générales qui se manifestent par l'engorgement et la suppurations des glandes sous-maxilliaires; une ophtalmie chronique dont le siége principal occupe l'intérieur des paupières et menace d'envahir la cornée de l'œil droit, des dartres humides derrière les oreilles, les articulations de la plupart des doigts des mains et des pieds tuméfiées et en état de suppuration.

Les parents désolés eurent recours à tous les moyens et après une année de traitement régulier l'état de la malade semblait sensiblement amélioré; cependant depuis six mois on n'obtenait aucun progrès. On voulu essayer des eaux de Saxon.

L'effet ne s'en fit pas longtemps attendre; après quelques jours la suppuration augmenta sur tous les points envahis, les articulations diminuèrent de volume, l'ophtalmie se dissipa entièrement, les ulcères changèrent de nature, laissant apercevoir de belles granulations rouges qui venaient remplir les vides; enfin tout l'organisme subit une modification complète, et après 26 jours de baignée, il ne restait plus de la maladie que quelques vestiges aux doigts.

Une nouvelle baignée l'année suivante en fit entièrement justice.

Mlle G..., 14 ans. Pied droit entièrement déformé, les os du tarse, du métatarse ainsi que l'extrémité inférieure du tibia sont le siége d'une ostéite avec nécrose et carie... Plusieurs ulcères existent tant à la face dorsale du pied qu'aux malléoles d'où s'écoule un pus abondant et fétide. L'état général de la jeune personne est si peu satisfaisant qu'il donne peu d'espoir de succès. La maladie du pied date de cinq ans; mais il est évident qu'avant de se localiser ainsi, l'affection scrofuleuse avait profondément altéré la constitution de la malade qui, occupant un logement hors de l'établissement, devait être transportée à cause de sa grande faiblesse et l'extrême sensibilité du pied. Huit jours après l'emploi des eaux, l'inflammation et la suppuration ont considérablement diminué, la sensibilité du pied est moins forte et la malade peut, à l'aide de ses béquilles aller seule aux bains. Ses forces augmentent journellement. Après 24 jours passés à l'établissement, son état général n'est plus le même, elle n'accusait plus de douleur au pied dont la déformation était bien moins sensible.

L'enfant B..., âgé de 4 ans, après avoir heureusement traversé les trois premières années de l'enfance, fut atteint d'une affection scrofuleuse qui fit des progrès si rapides qu'il restait peu d'espoir de le sauver; les glandes du cou s'enflammèrent et suppurèrent, la tête se couvrit de croûtes, les articulations se tuméfièrent, et les yeux furent envahis par une *blépharophtalmie purulente*.

Quand il fut possible d'ouvrir les paupières, on s'apperçut que la cornée était le siége d'une altération qui menaçait de détruire entièrement la vue, l'enfant ne pouvait supporter la lumière.

C'est pour combattre ce cortége de maux qu'on administra les eaux sous forme de bain deux fois par jour, en boisson et en lotion sur les yeux. Dans l'espace de 10 jours, une amélioration sensible se manifesta et il fut permis d'espérer. La tête après une abondante suppuration devint propre et laissa apercevoir des cheveux naissants, les ulcérations du cou se cicatrisèrent, l'ophtalmie purulente diminua tous les jours d'intensité et l'enfant put bientôt supporter l'action de la lumière, les taies s'effacèrent petit à petit, de manière qu'après un mois de traitement il restait à peine quelques traces de cette effrayante maladie.

Cette belle cure fut terminée par une seconde baignée dans la même saison. Le petit malade se porte maintenant fort bien et jouit d'une excellente vue.

Mlle ..., jeune fille de dix ans, avait joui d'une assez bonne santé, lorsqu'une ophtalmie se manisfesta subitement et sans cause connue. La maladie débuta par une inflammation de la sclérotique avec photophobie. Plus tard la cornée s'ulcéra et c'est dans cet état qu'elle vint recourir à l'action bienfaisante des eaux de Saxon. Pendant les quinze premiers jours de la baignée et des lotions, aucun changement n'eut lieu dans l'état de la jeune personne, puis insensiblement elle put déposer le bandeau qu'elle portait constamment sur les yeux, et l'ulcère se cicatrisa au point qu'il ne resta qu'un léger nuage sur la place malade. La malade était à la fin de sa cure, lorsqu'une circonstance malheureuse ramena l'inflamation au même degré d'intensité. La malade fut ensuite soumise au même traitement qui avait échoué avant l'usage des eaux et fut heureusement rétablie.

M. N..., 22 ans.

Tempéramment lymphatique... M. N... ne peut assigner d'époque à l'invasion de sa maladie, elle est fort ancienne et l'incommode beaucoup ; les ulcérations des fosses nasales sont peu prononcées et n'occasionnent que peu de douleurs, mais le mucus est souvent altéré et produit une odeur fétide... Ce malade n'ayant jamais éprouvé d'accidents syphilitiques on se borne à lui prescrire deux bains par jour en lui recommandant de respirer fortement de l'eau pendant qu'il est au bain, et d'en boire plusieurs verrées dans la journée. Son traitement commence le 10 juillet, lendemain de son arrivée. Après quelques jours seulement, M. N... éprouve un soulagement très-prononcé et le premier août, quant il quitte l'établissement, il se considère comme parfaitement guéri !...

Mlle ..., non encore réglée, est atteinte depuis l'âge de 12 ans d'une dartre rongeante qui envahit successivement le bras et la main droite ainsi que les deux pieds. Soumise à divers traitements, elle n'en voyait pas moins les ulcères persister, s'étendre et menacer de gagner d'autres parties du corps. Du 22 mai au 15 juin, la maladie n'était plus la même, les plaies sont détergées, la suppuration presque nulle : on voit un grand travail de cicatrisation. Le 30 juin, il ne reste à cicatriser que deux points de deux lignes environ de diamètre. Dans l'intervalle la menstruation s'établit sans difficulté.

Il me reste encore trop à dire des merveilleuses propriétés curatives de l'eau de Saxon sur les manifestations scrofuleuses pour ne pas scinder cette lettre.

À bientôt.

BERGERET, DE SAINT-LÉGER.

LETTRE DIXIÈME

ACTION MÉDICALE DE L'EAU DE SAXON, (*suite*)

Scrofule (suite)

CHER AMI,

Dans le travail du docteur Aviolat, il y a une observation tellement intéressante, que je veux en faire le sujet de toute cette lettre en te la reproduisant textuellement.

AFFECTION SCROFULEUSE DU SQUELETTE GUÉRIE PAR L'EAU DE SAXON

B... E... de Vevey est âgé de 17 ans et demi. Ce jeune homme est né au Brésil, où il a passé les premières années de sa vie ; il est d'une taille très-élevée et très-mince ; sa maigreur est actuellement consi dérable ; c'est un état d'émaciation complète. Le système musculaire est atrophié, les saillies articulaires sont très-apparentes. La peau est fine et blanche, les traits du visage délicats, l'intelligence bien deve loppée ; il n'y a aucun caractère de ce qu'on appelle l'habitus scrofuleux. Les cheveux sont châtains et les yeux bruns ; son tempérament offre les principaux attributs du lymphatico-nerveux. Son père et sa mère jouissent encore d'une excellente santé, et n'ont pas eu d'autre enfant.

Ce jeune homme s'était toujours bien porté jusqu'à présent ; cependant il avait énormément grandi ces dernières années, au point même qu'il était devenu un peu voûté ; ce caractère n'a fait que s'exagérer depuis le développement de sa maladie. Il tomba malade pour la première fois au mois de juillet 1859, et fut atteint d'une fièvre typhoïde grave qui dura plus de 40 jours, pendant laquelle il eut le délire au moins une vingtaine de jours : elle se compliqua de pneumonie. A la fin de cette maladie on vit se développer l'affection actuelle ; il survint d'abord un abcès très-abondant à l'épaule droite, sur la face externe de la tête de l'os ; on l'ouvrit par une incision qui donna issue à une énorme quantité de pus ; cette ouverture se referma de bonne heure, et ne donna jamais passage à des esquilles ; cependant il s'était opéré, sous l'influence de cet abcès évidemment articulaire, une luxation sous-coracoïdienne qui persiste encore et ne pourra plus se réduire.

Puis de nouvelles ouvertures fistuleuses, précédées d'abcès, s'établirent sur le tibia gauche, à l'omoplate et au bras droit, sous la clavicule droite, à l'extrémité la plus interne de l'aîne droite, au bras gauche, au sacrum, etc. Ces ouvertures donnaient fréquemment passage à de petites esquilles, grosses au plus comme une tête d'épingle ; quelquefois elles se fermaient pour s'ouvrir de nouveau plus tard. En outre le fémur droit, dans son tiers supérieur à partir du grand trochanter, se tuméfia, devint douloureux, et il s'y développa, vers la partie moyenne et à la face externe, un engorgement inflammatoire peu aigu, qui se termina par une fistule. A l'humérus gauche, il se forma une longue esquille, soulevant les téguments,, communiquant avec trois ouvertures fistuleuses ; on la sent facilement sous la peau et on fait aisément pénétrer le stylet au-dessous. La santé générale s'altérait de plus en plus, le marasme faisait chaque jour des progrès, l'inappétence était presque complète, et la fièvre hectique revenait chaque soir.

C'est dans ces conditions qu'il vint faire une cure de trois semaines aux Bains de Saxon, en septembre 1860. Malgré ces circonstances désavantageuses, le traitement (bains, eau en boissons, douches générales chaudes) fut admirablement supporté; aucun phénomène critique ne se manifesta pendant sa durée ou après ; les forces et l'appétit augmentèrent d'une manière remarquable, et si l'état local fut peu modifié, l'état général avait fait de bien grands progrès. Malheureusement on approchait de l'hiver, qui est toujours une saison redoutable pour ce genre de maladie, et de plus le traitement avait été, pour la même raison, beaucoup trop court. Ce mieux ne dura pas plus de huit jours. A partir de ce moment, l'appétit disparut de nouveau, la faiblesse augmenta au point que pendant l'hiver, il gardait souvent le lit plusieurs jours de suite, et qu'il devint toujours moins capable de se lever ; la fièvre reparut par accès. Un chirurgien distingué de l'hôpital dé Lausanne, M. le docteur Larguier, qui avait été appelé en consultation, considérait la grosse esquille de l'humérus gauche comme la maladie principale, et comme la cause du développement des autres accidents ; nous devons dire que nous n'avions pas partagé cette opinion. Il insistait depuis longtemps pour qu'on l'enlevât par une opération ; on se décida enfin à la tenter, et elle fut pratiquée à Vevey, le 13 avril, par MM. les docteurs de Montet et Guisan. Il y eut une amélioration remarquable pendant huit jours, puis l'état précédent reparut peu à peu. Il se développa enfin un abcès au-dessus du ligament de Falloppe gauche. La gravité de cet abcès, ainsi que celle de l'état général qui déclinait chaque jour, firent juger aux deux médecins que nous venons de citer que le malade était probablement perdu: ils ne virent plus qu'une ressource à cet état, et l'envoyèrent aux Bains dès que la saison permit l'ouverture de cet établissement.

A l'arrivée du malade nous portâmes le même pronostic que ces Messieurs, et nous le considérâmes comme très-probablement perdu.

On constata l'état suivant : il a eu pendant tout l'hiver une constipation opiniâtre qui ne cédait qu'à des lavements et quelquefois à des pillules purgatives ; il rendait parfois du sang ou du mucus dans les garde-robes. Il a eu ensuite de violentes coliques, et enfin, depuis huit jours, il a une diarrhée abondante ; les selles sont au nombre de 3 a 4 par jour elles ne renferment plus de sang, mais du mucus analogue au blanc d'œuf. L'appétit est assez bon quand il reste en repos, mais nul dès qu'il se lève ; les digestions se font assez facilement, mais provoquent cependant souvent encore une fièvre de digestion bien appréciable ; depuis quelques jours on reconnait en outre les aliments en nature dans les garderobes (lientérie); la soif est assez développée. Il a fréquem ment des accès de fièvre, surtout quand ii se forme des abcès, mais qui n'ont rien de régulier : ils sont accompagnés de transpiration parfois fort abondantes pendant la nuit. Il a eu à plusieurs reprises des saignements de nez peu considérables ; jamais de toux ni de crachement de sang. Le pouls est à 100 pulsations, régulier, assez faible ; la peau est fraîche. La marche est devenue impossible depuis l'apparition de l'abcès de l'aîne gauche, qui s'accompagne d'une rétraction du genou de ce côté. On retrouve à peu près les mêmes ouvertures fistuleuses que l'année précédente, sauf une ou deux qui sont cicatrisées, particulièrement celles du sacrum.

Sous la clavicule droite il y a une large plaie fistuleuse, de la dimension d'une pièce de un franc, plate, blafarde, très-superficielle, sécrétant un pus séreux ; on ne l'a pas sondée, parce qu'on ne fait aucune exploration qui ne soit absolument indispensable chez ce malade dont la délicatesse nerveuse est telle que ses médecins l'appelaient, en plaisantant, une sensitive. On voit sur le bord interne de l'omoplate droit les traces d'une vaste incision, qui n'est pas complète ment cicatrisée. A l'humérus droit, il y a 2 orifices fistuleux, dont l'un est très-sensible au moindre contact ; l'un est près de l'aisselle, l'autre à la partie postérieure et supérieure de l'humérus. Cet os est peu tuméfié, cependant il y a des traces de dépôts osseux à sa surface. On trouve une ouverture fistuleuse dans l'aisselle gauche, au bord qui limite postérieurement cette région, sur le thorax ; on trouve encore à la face externe de l'humérus de ce côté, à sa partie moyenne, une plaie un peu blafarde de 12 centimètres de long sur un de large, qui résulte de l'extraction du séquestre. En dedans, sur la face antérieure de l'os, on voit une ancienne cicatrice soulevée par une collection purulente de la grosseur d'une noisette prête à s'ouvrir; plus haut, il y a une autre fistule. L'humérus est tuméfié très-notablement dans ses deux tiers supérieurs. Le fémur droit n'est presque plus douloureux ; à sa face externe, l'une des fistules est fermé ; l'autre, qui résulte d'un abcès qu'on a ouvert pendant sa cure de bains de l'année dernière, persiste encore. A la jambe droite, on trouve une tuméfaction à la partie moyenne de la face externe du tibia ; il y a là un empâtement diffus, avec rougeur et douleur, qui date de deux mois. A gauche, le genou reste rétracté, comme nous l'avons dit, bien que l'articulation ne soit pas ankylosée ; cette rétractation est, selon nous, une conséquence de l'abcès de la fosse iliaque. Dans l'aîne gauche, enfin, il y a un abcès qui préomine au-dessus de la partie moyenne du ligament de Falloppe, en s'arrêtant en dedans à 2 travers de doigt du pubis ; il y a une fluctuation évidente, la peau est amincie et rosée ; la fluctuation occupe quatre centimètres dans le sens de la longueur du ligament et un en épaisseur. On sent l'engorgement qui s'enfonce dans le bassin, en suivant le bord interne de l'os coxal. Il n'y a rien au rachis, ni douleur ni déformation, qui permette de penser qu'un point quelconque de la colonne vertébrale a été le point de départ de cet abcès. Cette collection purulente gêne considérablement la marche et la station, et les rend presque impossibles. L'état du malade est tel qu'il offre partout des plaies sensibles et douloureuses au contact, et que, comme le dit sa mère, on ne sait par quelles places le saisir pour le soulever ou l'habiller.

Il y a de plus une injection presque continuelle du bout du nez, avec prurit et sécrétion croûteuse à l'entrée des narines ; il redoute beaucoup le développement d'un lupus, dont il a vu des exemples aux bains, et nous avons les mêmes craintes.

24 mai. On prescrivit des lavements amidonnés avec 12 gouttes de Laudanum, pour arrêter le dévoiement. La fatigue du malade est si grande, que le trajet de sa chambre, située au premier étage, au jardin, trajet qui est court, le plonge dans la prostration et lui ôte l'appétit. On le fait porter au bain et au jardin dans le milieu de la journée pour lui faire prendre l'air.

26. La diarrhée s'est arrêtée après deux lavements ; la cure l'éprouve un peu, il accuse une asséz grande prostration après le bain et de la céphalgie ; l'appétit est faible, il a facilement de la pesanteur à l'épigastre.

28. L'abcès de l'aîne se développe et marche évidemment vers une ouverture spontanée ; il cause plus de douleur et plus de gêne. Les autres plaies ont au contraire très bon aspect et suppurent moins.

1er juin. Nous nous décidons à appliquer la pâte de Canquoin à la partie culminante de l'abcès de l'aîne : la douleur est si vive qu'on doit l'enlever au bout d'une demi-heure : elle persiste alors même encore pendant 2 ou 3 heures ; cela donne une idée de l'état nerveux de notre malade. On la réapplique le soir ; la douleur est beaucoup moins vive au début et permet de la laisser en place pendant 2 heures ; elle devient alors plus intense et dure une partie de la nuit.

2 juin. Fièvre, chaleur à la peau. On applique le caustique pendant une heure le matin et une demi-heure le soir. Pas de bain.

4 juin. Un peu de fièvre ; l'abcès proémine beaucoup en dedans du point où l'on a appliqué le caustique et y est douloureux ; la peau, dans une étendue égale à celle d'un pièce de 50 centimes y est soulevée,

extrêmement amincie et luisante. Nous renonçons donc à continuer les précédentes applications du caustique, qui ne préviendraient pas cette ouverture. Après le bain il se trouve mieux et n'a presque pas de fièvre.

5 juin. On applique aujourd'hui le caustique sur ce point proéminent et aminci. Le malade est très faible, cependant il a assez bien supporté son bain, mais à la fin il a eu une menace de syncope avec nausées et palpitations; ces mêmes phénomènes s'étaient déjà montrés hier soir.

6 juin. L'escarre s'est détachée à son extrémité externe et l'abcès s'est vidé ce matin dans le bain. Il en est sorti au moins un verre de pus épais et phlegmoneux; l'écoulement augmente en pressant dans la fosse iliaque ou sur le haut de la cuisse; nous ne faisons sortir, à la visite que nous lui faisons, qu'un peu de liquide séreux et citrin. Il va beaucoup mieux et n'a presque plus de fièvre. Nous prescrivons un se-second bain de trois quarts d'heure, pour bien déterger l'abcès.

7 juin. Le second bain l'ayant un peu fatigué, nous lui ordonnons définitivement un bain de 1 1/2 heure le matin. L'abcès a beaucoup suppuré cette nuit. On constate déjà que 4 orifices fistuleux se sont fermés depuis le commencement de la cure; la plaie du bras gauche se rétrécit beaucoup; elle est d'un rouge vif, animé, avec des bourgeons luxuriants qui ont besoin d'être réprimés par la cautérisation. Le petit abcès qui était situé dans le voisinage s'est ouvert et refermé, mais il y reste encore l'empâtement. La plaie de l'épaule droite, située au bord interne du scapulum, qui avait encore 3 centimètres de long, s'est fermée; cependant l'os reste encore douloureux. Il accuse depuis quelques jours des douleurs dans les parties osseuses du genou droit.

Le soir on le trouve bien; il a passé plusieurs heures en plein air, ce qui l'a un peu fatigué; l'appétit s'est réveillé, la peau est fraîche, le pouls à 100, assez vif. L'abcès inguinal a suppuré assez abondamment.

8. Il continue à aller assez bien; ce soir il a eu un peu de fièvre. Il commence à accuser des douleurs dans la région trochantérienne droite.

9. Il va bien; fort peu de fièvre. Il se plaint beaucoup de la fesse droite. Un engorgement qui était survenu à la partie moyenne de la jambe gauche tend à se résoudre: celui de la droite paraît vouloir suppurer.

12. On lui prescrit des douches générales chaudes. Il va très bien, n'a pas de fièvre. L'abcès de l'aine suppure très peu et n'est plus du tout douloureux.

13. Il a eu un peu de fièvre pendant la nuit: on en constate encore ce soir. Il accuse toujours une vive douleur vers la tubérosité de l'ischion droit, où l'on ne sent cependant rien d'anormal. Depuis hier il a des coliques, un peu de météorisme et de la diarrhée; il se plaint aussi de douleurs dans l'omoplate droite.

15. Ce soir il a de la fièvre. Quand on presse sur le point douloureux de la fesse, on fait sortir du pus à la fois par la fistule de l'aîne droite et par celle de la face externe du fémur. Il est servenu une inflammation avec tuméfaction de la matrice de l'ongle du gros orteil gauche. L'abcès de l'aîne ne fournit presque plus de pus.

17. La diarrhée s'est arrêtée spontanément; il survient de nouveau, à la jambe gauche, à l'empâtement qui y existait encore, de la rongeur et de la tuméfaction. Le jarret gauche est toujours contracturé et douloureux, au point qu'il ne peut y supporter le massage. La suppuration par les fistules de l'aîne et des trochanters droits est très abondante, et vient de l'ischion. Il peut commencer à marcher un peu seul, à l'aide d'une béquille. Appétit médiocre; pas de fièvre.

19. La plus élevée dès fistules sous-claviculaires droites est fermée; l'inférieure, au contraire, s'est notablement agrandie depuis hier; elle est déprimée, au lieu d'être comblée par les bourgeons charnus, et suppure abondamment; le stylet y pénètre à une profondeur de 6 centimètres et arrive sur la paroi thoracique, où les côtes l'arrêtent; ces os ne paraissent pas dénudés. L'abcès de l'aîne suppure toujours très peu; la matrice de l'ongle du gros orteil gauche fournit une suppuration abondante; à la jambe droite, il y a manifestement du pus profondément situé; à la gauche, l'empâtement ne paraît pas encore avoir éprouvé cette terminaison. Bon appétit; pas de fièvre.

22. Depuis hier soir il a beaucoup souffert, a eu une forte fièvre et de l'agitation la nuit. Il accuse des douleurs à l'extrémité supérieure du fémur droit, qui retentissent aussi en dedans près de l'aîne. La fluctuation est manifeste à l'empâtement des deux jambes; on ouvre celui de la gauche, qui est situé sur la face antérieure du tibia; il en sort du pus phlegmoneux.

24. Aujourd'hui on ouvre l'abcès de la jambe droite; il en sort aussi du pus phlegmoneux et sanguinolent. Hier l'abcès de gauche a abonbondamment suppuré; aujourd'hui il est presque entièrement dégorgé; n'y a plus ni rougeur, ni douleur, ni empâtement.

25. L'abcès de la jambe droite suppure peu. Il reste de l'engorgement le long du ligament de Fallope, au-dessus de lui, jusqu'au voisinage de l'épine iliaque antéro-supérieure; cela gêne les mouvements de la cuisse. Il a eu un accès fébrile le soir.

27. Ce soir pas de fiévre. Suppuration abondante à la fistule sous-claviculaire et à celle du fémur droit; les douleurs de la fesse se calment, mais il s'en fait sentir à l'épaule droite. Les abcès des jambes fournissent peu de pus; celui de la droite est encore un peu enflammé.

29. Il va mieux et a depuis deux jours la force de dîner à table d'hôte, où il mange de bon appétit. On ouvre de nouveau un petit abcès qui s'est produit à la même place que le précédent, sur la tuméfaction de l'humérus gauche, au niveau de l'esquille; la grande incision est cicatrisée à son extrémité inférieure, mais il y a un point qui restera

fistuleux, par lequel le stylet arrive jusque sur l'os. On constate une tuméfaction appréciable à la vue dans la fosse sus-épineuse droite.

2 juillet. Les abcès des jambes ne suppurent presque plus. L'omoplate droite est toujours très-douloureuse, et il se fait, par la fistule sous-claviculaire, un écoulement abondant de pus qui vient probablement de la région de l'omoplate.

4. L'abcès de l'aîne, qui depuis longtemps n'a plus fourni qu'une très petite quantité de pus séreux, est fermé. Il reste un peu d'engorgement le long du ligament de Falloppe, mais on ne sent plus de traînée qui suive le bord interne de l'os coxal. L'état général est bon, l'appétit satisfaisant ; le malade marche beaucoup plus facilement.

Il suspend le traitement, qui à duré six semaines, et va habiter la campagne jusqu'au mois de septembre. Il ne fait aucun traitement pendant cette époque. Il revient aux bains au commencement de septembre : on constate que la fistule sous-claviculaire persiste et est même agrandie ; elle communique évidemment avec l'épaule de ce côté, qui a plusieurs reprises a offert des signes d'inflammation dans la région sus-épineuses, et a paru même une fois sur le point de suppurer. A droite, les fistules de l'aîne et de la cuisse persistent. L'abcès de l'aîne gauche s'est ouvert de nouveaux quelques jours après son départ des bains, mais depuis longtemps il n'en sort plus qu'un peu de sérosité par un petit orifice fistuleux. Les abcès des jambes se sont au contraire fermés peu de temps après son départ. L'état général est excellent; l'appétit est développé ; il marche seul, car le genou gauche a perdu peu à peu la raideur qui y persistait.

Cette seconde cure n'a rien présenté de particulier ; il se développa seulement à la fin du traitement un abcès dans la fosse sus-épineuse droite, qui dut être ouvert aussitôt après son retour chez lui. Mais en quittant les bains, le malade qui ne pouvait pas marcher lorsqu'on l'avait amené, au mois de mai, et qu'on devait transporter partout, faisait aisément des promenades. Les forces étaient revenues avec l'appétit, le teint était animé ; la maigreur seule persistait. Il n'avait plus de dérangements gastriques ou intestinaux, ni d'accès de fièvre.

Depuis cette époque il n'a fait aucun traitement ; on l'a abandonné aux ressouces de la nature, en se bornant seulemeut à l'envoyor passer l'été à la campagne.

Il a eu encore de léger accidents, peu nombreux, qui sont survenus à la fin de l'hiver seulement ; un ou deux abcès nouveaux, mais peu considérables, se sont développés, mais n'ont pas donné lieu à des fistules. Les anciennes fistules se sont presque toutes fermées, et actuellement (novembre 1862) il n'en a plus que 3. L'amélioration a été si complète, qu'on a jugé inutile de lui faire prendre une cure de bains ce printemps. Il est évident que le malade est à présent présque guéri, et qu'il faut simplement laisser à la nature le temps de compléter son œuvre. L'état général, l'appétit sont toujours restés en bon état; les accidents graves qu'on pouvait redouter du côté de l'omoplate droite et de la hanche de ce côté se sont dissipés, et il n'est pas survenu un seul accident nouveau, qui offre la moindre gravité.

En résumant cette observation, on voit que ce malade a contracté, à la fin d'une fièvre typhoïde, et évidemment sous l'influence de l'altération profonde que cette maladie produit dans la composition du sang et dans la nutrition, une affection dont le germe ne paraissait pas préexister chez lui. Cette affection a consisté en une inflammation superficielle du tissu osseux, se portant successivement sur un très-grand nombre de pièces du squelette; ces inflammations amenaient des abcès, suivis de fistules, et l'élimination de petites esquilles à peines perceptibles; une seule articulation a été envahie au début, c'est celle de l'épaule droite, qui est devenue le siége d'une luxation spontanée; un seul os a été affecté profondément, c'est l'humérus gauche, où il s'est formé une grosse esquille, qui n'a pu être enlevée que par une opération pénible et laborieuse. Deux os seuls : le fémur droit et l'humérus gauche, ont été le siége d'une périostite étendue. qui a occasionné une tuméfaction considérable de ces leviers, dans la plus grande partie de leur longueur. La maladie a respecté tous les autres tissus et organes, mais elle a profondément atteint la nutrition et la santé générale. Il est évident qu'on avait affaire ici à une altération de toute l'économie, à une diathèse qu'on doit regarder comme étant de nature scrofuleuse.

En automne 1860, c'est-à-dire après plus d'un an de maladie, les médecins profitèrent du moment où le malade était assez remis de ses premiers accidents pour essayer une cure avec l'eau iodo-brômurée de Saxon; à ce moment l'état de ce jeune homme était fort grave; le marasme et la fièvre hectique étaient très-développés. Malgré cela, le traitement fut admirablement supporté pendant trois semaines et aurait certainement pu l'être beaucoup plus longtemps. Ce fait justifie ce que nous avons avancé dans notre mémoire: nous avons dit, dans le parallèle que nous avons établi entre les eaux chlorurées et brômurées et l'eau iodo-brômurée de Saxon, que celle-ci, par suite de sa faible minéralisation, qui n'atteint pas le chiffre de 1 gramme de principes fixes, a une action relativement sédative et qu'elle peut être tolérée dans des cas d'une certaine acuïté. En effet, malgré un traitement thermal énergique, qui consista en un bain de 1 1/2 heure par jour, suivie d'une douche générale chaude de 15 minutes, et 6 verres d'eau environ en boisson, il n'y eut pas le moindre sympôme de réaction thermale; la fièvre hectique, au contraire, disparut promptement.

Cette cure produisit une amélioration remarquable ; les médecins en furent frappés, car le succès dépassait leurs espérances. Malheureusement l'amélioration fut de courte durée, pour plusieurs raisons. Il est probable que la maladie était encore dans sa période d'accroissement, et l'on sait fort bien qu'on ne les enraye pas facilement; il y a peu de cas en médecine où l'on puisse *juguler* les maladies, et ces cas ne se présentent jamais dans les affections du genre de celle qui fait l'objet de notre observation ; le médecin, prévenu de ce fait doit assister patiemment à l'évolution de l'affection qu'il soigne, en attendant que la thérapeutique, en aidant les efforts de la nature puisse enfin dominer le principe morbide. Il est possible que ce soit là une des causes du peu de durée du succès qui fut obtenu ; mais il y en a une autre incontestable, c'est que la première cure fut beaucoup trop courte et aurait dû être au moins de 6 semaines à 2 mois ; enfin, l'hiver, qui succéda immédiatement au traitement thermal, contribua, comme nous l'avons déjà dit, à faire reparaître promptement les accidents; c'est un fait que nous avons constaté bien des fois dans les affections de nature scrofuleuse, chez les malades que nous avons soignés aux Bains.

La maladie fut beaucoup plus grave encore pendant cet hiver que le précédent ; le marasme et la faiblesse furent portés à un degré considérable, et il se développa une lésion redoutable, ce fut l'abcès de la fosse iliaque. A la fin de l'hiver les digestions se dérangèrent, il y eut des selles mucoso-sanguinolentes et de la lientérie; la fièvre hectique était très-prononcée.

C'est dans cet état qu'on commença un second traitement thermal à la fin de mai 1861. Cette fois encore le traitement fut admirablement toléré, et il n'y eut aucun phénomène de réaction thermale ; tous les accidents qui se montrèrent furent la conséquence du développement de la maladie, et surtout de la formation de nouveaux abcès. On ne suspendit les bains que 2 jours, à cause du malaise qu'avaient occasionné au malade les applications du caustique. Les symptômes qu'on constata pendant cette cure montrent évidemment que l'affection avait de la tendance à se généraliser toujours plus, à s'aggraver, et ne permettent pas de dire que l'amélioration obtenue a été l'effet d'une simple coïncidence. Il se développa en effet deux vastes abcès sur la face antérieure des jambes, qui se détergèrent et se cicatrisèrent promptement; le malade accusa pendant longtemps de vives douleurs vers la tubérosité de l'ischion du côté droit, qui furent évidemment l'indice d'un travail morbide qui se faisait dans ce point ; il y eut là une suppuration assez abondante, qui se fit jour par deux fistules, situées l'une dans l'aîne et l'autre sur la face externe du fémur, mais il ne se forma pas d'ouverture directe. Les douleurs très-vives accusées à l'omoplate droite dénotaient aussi un travail morbide dans ce point ; on en trouve encore la preuve dans l'abondante suppuration qui se frayait une issue par la fistule sous-claviculaire et dans l'abcès qui se développa à la fin de la troisième cure dans la fosse sus-épineuse ; celui-ci fut, il est vrai, le dernier qui offrit quelque gravité par son volume ou par sa liaison évidente avec une altération osseuse. Nous fûmes obligé d'ouvrir l'abcès de la fosse iliaque, pour prévenir une ouverture spontanée, et fûmes très-étonné de la bénignité de la marche de cet abcès après cette ouverture, qui est si souvent suivie de graves accidents; il n'y eut pas la moindre réaction et le malade se trouva de suite soulagé. Nous ne pensons pas que cet abcès eût son origine très-loin, mais il se rattachait évidemment à une lésion osseuse, et devait avoir son point de départ probable dans une altération du sacrum ou de l'os coxal; on sentait parfaitement un engorgement qui longeait le bord interne de l'os du bassin et s'enfonçait dans cette cavité. L'abcès occupait la plus grande partie de la fosse iliaque et cependant une fois ouvert, le malade en fut pour ainsi dire entièrement débarrassé : il ne fournit plus depuis qu'une faible sécrétion séreuse et un peu purulente, qui persista longtemps, avec des intervalles où la fistule se fermait pendant quelque temps. L'engorgement profond se dissipa peu à peu, la cuisse reprit ses mouvements, et l'on vit aussi disparaître à la longue la douleur et la contracture du jarret, qui étaient, comme nous l'avions jugé, sous la dépendance de cet abcès. Nous n'hésitons pas à attribuer cette terminaison remarquablement heureuse à l'influence de l'action topique et diathésique de notre eau; elle se faisait sentir si manifestement sur tous les autres abcès, pour en amener promptement la guérison, que la mère du malade, qui pouvait mieux comparer que nous ce qui se passait aux bains avec la marche qu'ils suivaient à Vevey, nous disait qu'elle voudrait pouvoir venir chaque fois qu'il se développerait des abcès, les faire traiter à Saxon, tellement leur gravité était diminuée, ainsi que leur durée. La troisième cure n'a fait que compléter l'action de la seconde, sans offrir rien de remarquable, et depuis, le malade, abandonné aux ressources de la nature, a éprouvé une amélioration progressive, qui bientôt, nous en sommes certain, deviendra une guérison radicale.

N. B. Cette observation a déjà été présentée à la Société impériale de Médecine de Lyon.

J'aime à croire que l'action curative de Saxon sur la scrofule t'est ainsi suffisamment démontrée.

Dans ma lettre prochaine nous continuerons l'étude de l'action médicinale de cette eau.

Tout à toi.

Bergeret, de Saint-Léger.

LETTRE ONZIÈME

ACTION MÉDICALE DE L'EAU DE SAXON, (*suite*)

Syphilis (suite)

CHER AMI,

Nous allons étudier aujourd'hui l'action de l'eau de Saxon sur la (**syphilis constitutionnelle**). Je t'ai déjà signalé les cures dont j'ai été témoin, cures merveilleuses par leur rapidité.

Dans la même notice dont je parlais dans l'avant dernière lettre le docteur Pignant dit :

Syphilis constitutionnelle.

M..., à la suite d'une affection syphilitique. s'aperçut que la muqueuse nasale était envahie, une sorte d'enchifrènement avec oblitération de la cloison gauche du nez, mucosités épaisses, jaunâtres, purulentes, fétides, souvent mêlées à des croûtes noirâtres et minces. Il attribue cette sensibilité de la muqueuse nasale à un accident qui lui est arrivé dans son jeune âge, un violent coup reçu sur le nez. Quoi qu'il en soit, après lui avoir fait subir un traitement anti-syphilitique rationnel, sans pouvoir le débarasser de cet accident fâcheux, on l'envoya aux bains de Saxon. Il y arriva vers le 15 septembre ; l'eau iodurée de la source prise en boisson, deux bains par jour et la précaution de respirer l'eau de son bain au moyen d'une éponge, le débarassèrent promptement de ces ulcérations de la muqueuse nasale, et le 15 octobre, quand il quitta l'établissement, il était parfaitement guéri.

M. ..., officier, fut atteint, il y a environ 12 ans, d'une syphilis caractérisée par une *blennorrhagie* avec *chancres* ; on le traita par les moyens employés ordinairement en pareil cas. Cependant il déclare ne pas avoir suivi avec exactitude les prescriptions de son médecin et s'être montré fort négligent sur l'emploi de tous les moyens qui lui étaient prescrits.

Il arriva aux bains de Saxon dans un état déplorable, la face et le cuir chevelu étaient entièrement envahis par des pustules, les oreilles considérablement enflées, étaient d'un rouge violacé. Le tronc et les membres inférieurs couverts des mêmes pustules ne formaient pour ainsi dire qu'une vaste surface pustuleuse.

Malgré la saison déjà fort avancée, le malade se mit courageusement au traitement qui consista en deux bains par jour et deux litres en boisson.

Peu de jours après son arrivée, on remarquait déjà une amélioration notable, la face et le cuir chevelu se dépouillaient des pustules et les oreilles revenaient à leur état normal ; bref, après 20 jours de séjour à Saxon, M. P. rentrait chez lui presque complétement guéri ! Il emporte avec lui quelques bouteilles d'eau iodurée de la source, et ceux qui le voient maintenant, ne se douteraient guère qu'il y ait été, il y a peu de temps, en proie à une maladie aussi grave !...

M. C., 45 ans, éprouve, depuis plusieurs années, des douleurs sourdes dans tous les membres, ces douleurs sont plus fortes la nuit et se font surtout ressentir chaque fois que la température de l'atmosphère varie. Il a peu d'appetit, mange sans plaisir, n'a point de forces, peu d'énergie et éprouve un malaise général indéfinissable ; d'après les questions que nous lui adressons, il nous apprend qu'il y a déjà plusieurs années il fut atteint d'une affection syphilitique peu grave pour laquelle il ne fit qu'un traitement tout-à-fait incomplet. On lui prescrit deux bains par jour et quatre verrées d'eau pour boisson · son traitement commence le 4 juin, le lendemain de son arrivée. A part l'inappétence qui a disparu, le malade ne croit pas éprouver une action bienfaisante de ces bains jusqu'au 19, c'est-à-dire après son 28ᵉ bain. — Alors il lui semble que le malaise général qu'il avait jusqu'alors éprouvé a disparu, il se sent plus souple, plus dispos, plus fort ; il a bon appétit et mange avec plaisir ; les orages ne lui font éprouver aucun ressentiment de ses douleurs passées. Sa guérison lui paraît certaine et le 26 il quitte l'établissement complétement guéri.

Le docteur Aviolat rapporte l'observation suivante :

SYPHILIS TERTIAIRE GUÉRIE PAR L'USAGE EXCLUSIF DE L'EAU IODO-BRÔMURÉE DE SAXON

Monsieur F... de Genève, négociant en vins, est âgé de 39 ans. Il a la taille élevée, l'embonpoint très-peu prononcé, le système musculaire assez bien développé, le teint coloré, les yeux bruns, les cheveux châtains, mais peu abondants ; sa constitution est de force moyenne.

Ce malade a eu des affections antérieures, qui n'ont aucune relation avec la maladie dont il est atteint antérieurement.

C'est ainsi qu'il a eu en 1845 une fièvre typhoïde assez grave, suivie d'une longue convalescence dont il se rétablit du reste parfaitement ; en 1857 il eut encore une fluction de poitrine Il est sujet à une toux presque continuelle, depuis 1855 ou 1854 ; elle s'accompagne d'un peu de gêne de la respiration à la base de la poitrine seulement, et s'exagère facilement sous l'influence d'un refroidissement ; il a une légère expectoration muqueuse, mais la percussion ou l'auscultation ne révèent aucune altération et ne donnent que des résultats négatifs. En 1851, il fut atteint d'une blennorrhagie, qui détermina à deux reprises une orchite du testicule droit, et qui persiste encore actuellement; il a toujours un peu d'écoulement, qui produit sur son linge des taches jaunâtres.

En décembre 1853, il constata l'existence d'un chancre, qui siégeait sur la face muqueuse du prépuce; cet ulcère acquit la dimension d'une pièce de 2 francs environ et dura un mois avant de se cicatriser entièrement. Il détermina, du reste, l'engorgement de plusieurs ganglions dans l'aîne droite. Monsieur le docteur Fauconnet lui fit faire des applications de charpie couverte d'un onguent qu'il ne peut désigner, et pratiqua de temps en temps des cautérisations avec le crayon de nitrate d'argent. Au bout de quelques jours, il lui fit prendre 2 pilules mercurielles par jour, et ce traitement fut prolongé pendant 3 mois. C'est à cette époque qu'il a perdu les cheveux très-abondamment; ils sont revenus depuis, mais jamais aussi nombreux. Il n'a pas eu de douleurs rhumatoïdes, ni céphalée, ni angine, ni éruption cutanée, mais une diminution notable des forces, de l'inappétence, des ganglions engorgés dans la région sous-maxillaire et parotidienne du côté droit. Il cessa ensuite toute espèce de traitement, et jusqu'au printemps 1858 il s'est parfaitement porté, sans éprouver aucun phénomène morbide. A cette époque il vit apparaître une éruption générale d'urticaire, qui disparut au bout de 2 jours, et fut suivie promptement d'une éruption de taches de roséole spécifique, d'un rouge sombre, sans prurit, répandue partont, sauf à la face et à la partie supérieure du thorax ; elle persista environ trois semaines. Puis survinrent des exostoses répandues le long de la face interne et de la crête des deux tibias, dans toute leur étendue ; quelques-unes atteignirent jusqu'à 3 centimètres de long, et faisaient une saillie très-notable. Il y avait des douleurs atroces, continuelles, durant jour et nuit, au point que le malade obligé de garder le lit, ne pouvait supporter le poids de ses draps. Il ne fit appeler aucun médecin, et se purgea seulement 2 ou 3 fois avec de l'eau de Sedlitz. Les douleurs ont enfin diminué, bien que les exostoses persistassent, et n'ont plus reparu avec cette intensité ; le malade, en outre, perdait les forces et l'appétit et maigrissait rapidement. Il vint cette année même aux Bains de Saxon faire une cure de 22 jours; les exostoses devinrent d'abord plus douloureuses au contact puis elles diminuèrent de volume et finirent par être moins sensibles. Mais à peine avait-il quitté les bains que les douleurs reparurent plus intenses que jamais, au point de rendre la marche presque impossible; il y revint immédiatement et y resta encore 28 jours; à la fin de ce séjour les exostoses avaient presque disparu. En même temps l'état général s'améliorait, l'appétit se développait; mais l'amélioration générale avait aussi promptement disparu pendant la courte interruption de 15 jours qu'il y eut entre ses 2 cures.

En 1859, bien que le malade se portât parfaitement, il revint passer
28 jours aux bains, pour assurer sa guérison ; c'est dans le même but
qu'il y fit une dernière cure en 1860.

La guérison peut actuellement être considérée comme complète; l'état
général est bon, les forces moyennement développées, l'appétit modé-
ré. Il n'a plus de douleurs ostéocopes, mais quelquefois encore une
sensation de fatigue dans les jambes, perçue surtout la nuit. On
trouve encore sur la crête des tibias 3 ou 4 petites nodosités, à peine
appréciables, qui le sont plutôt par la sensation un peu pénible que le
toucher·y provoque; il y a en outre une plaque à peine proéminente
sur la face interne de l'un de ces os. Les ganglions qui étaient engorgés
ont disparu.

En résumant cette observation, on voit que notre malade contracta
en 1853 un chancre infectant, à la suite duquel il fit immédiatement un
traitement mercuriel incomplet, de 3 mois. Ce traitement n'empêcha
pas quelques symptômes de l'infection constitutionnelle de se développer; l'alopécie, des engorgements ganglionnaires et la perte des forces ;
mais ces phénomènes disparurent bientôt, et pendant 5 ans la santé fut
excellente en apparence, au moins pour ce qui concerne la syphilis.
Puis il arriva ce qu'on observe ordinairement à la suite des traitements
antisyphilitiques insuffisants ; les manifestations de la maladie furent
seulement retardées, et lorsqu'elles reparurent plus tard, ce ne fut plus
avec la régularité qu'on constate dans l'évolution régulière de cette affection. En effet. en 1858, on vit se développer une éruption de roséole,
suivie promptement d'exostoses volumineuses avec douleurs ostéocopes
intolérables, et une notable altération de l'état général. Il y avait donc
ici à la fois des phénomènes de syphilis secondaire et de syphilis tertiaire; mais ces derniers restèrent bientôt seuls. Le malade était incon-
testablement sous le coup d'une récidive de son affection, se manifes-
tant par les symptômes les plus tranchés. Un fait sur lequel nous devons attirer tout particulièrement l'attention, car le hasard nous offrira
rarement, je crois, une observation aussi concluante que celle-ci, c'est
que cette récidive n'a été combattue par aucun traitement antysiphilitique
ordinaire; le malade n'a pris ni mercure, ni iodure de potassium, mais
il est venu de suite aux Bains de Saxon. On a pu voir qu'un premier
traitement de 22 jours produisit une amélioration réelle, mais insuffi-
sante, et qui fut presque immédiatement suivie du retour et même de
l'aggravation des phénomènes morbides; il eut l'heureuse idée de venir
de suite reprendre la cure et enfin après un traitement de 50 jours il
obtint une guérison presque radicale. Depuis cette époque il n'a jamais
pris de médicaments chez lui, il n'a fait que venir à 2 reprises aux
bains de Saxon ; ces deux nouvelles cures ont consolidé et complété les
résultats de la première, et aujourd'hui le malade se trouve si bien guéri
qu'en 1861 il revint nous voir à Saxon, mais refusa de se baigner, en
disant que c'était inutile. Les exostoses si volumineuses sont réduites

à quelques petits noyaux à peine sensibles; les douleurs osteocopes
ont radicalement disparu; il y a seulement plus facilement une sensation de fatigue dans les jambes vers le soir; enfin aucune nouvelle manifestation de la diathèse n'a reparu. Cette guérison nous semble aussi
radicale que celles que procurent les traitements ordinaires, l'iodure
de potassium entre autres; elle a été obtenue à l'aide d'un agent médicamenteux qui n'a pas les désavantages de cette dernière substance
et qui est beaucoup mieux toléré par l'organisme, car nous n'avons
encore jamais pu observer, en employant l'eau de Saxon, les phénomènes d'intolérance auxquels l'iodure de potassium donne quelquefois
lieu; enfin la guérison a été rapidement obtenue, puisque une cure de
50 jours a suffi pour faire disparaître les symptômes syphilitiques. Ce
fait prouve donc d'une manière incontestable que la syphilis constitutionnelle peut être combattue par l'emploi d'une eau richement iodurée, comme celle de Saxon, aussi avantageusement que par les agents
thérapeutiques ordinaires, au moins dans certains cas.

Tu vois que l'action curative de l'eau de Saxon sur la
syphilis, n'est pas moins remarquable que sur la scrofule.

Dans mes lettres suivantes nous allons examiner sa puissance de curabilité sur d'autres maladies très-rebelles.

Tout à toi,

BERGERET, DE SAINT-LÉGER.

LETTRE DOUXIÈME

ACTION MÉDICALE DE L'EAU DE SAXON (*suite*)

*Pharyngite granuleuse. Métrites granuleuses. Rhumatisme.
Hydarthrose.*

CHER AMI,

La pharyngite granuleuse est une manifestation scrofuleuse
des plus difficiles à guérir. Or cette maladie est très-fréquente
dans certaines localités basses, humides et surtout chez les
gens sédentaires, dont les conditions hygiéniques sont très-

mauvaises. Chez les gens qui n'ont pas une insolation suffisante.

J'emprunte au docteur Aviolat l'observation suivante qui est digne de remarque pour montrer l'efficacité vraiment surprenante des eaux de Saxon.

ANGINE PHARYNGÉE GRANULEUSE TRAITÉE AUX BAINS DE SAXON

A... R..., âgé de 26 ans, est d'un tempérament lymphaticosanguin ; il a les cheveux châtains, les yeux bleus, la taille élevée, l'embonpoint assez prononcé, la peau blanche, le teint coloré ; on ne trouve pas d'engorgements ganglionnaires, mais il y a depuis deux ans un peu d'alopécie à la partie moyenne et antérieure du cuir chevelu, accompagnée d'une desquammation épidermique abondante. Sa constitution est forte et il jouit en général d'une bonne santé. Son père paraît avoir eu une affection syphilitique ; sa mère a succombé il y a 23 ans aux progrès d'une phthisie pulmonaire ; elle avait sur la figure une éruption cutanée qui a disparu à la suite d'un traitement par un onguent inconnu : une de ses sœurs est morte phthisique à l'âge de 22 ans. Il a encore 4 frères et 2 sœurs ; aucun d'eux n'a d'affection dartreuse ; ils ont une santé passable, mais sont tous plus ou moins scrofuleux ; l'un de ses frères est même phthisique.

M. R... a eu un rhumatisme à l'âge de 4 ans, qui a duré plusieurs semaines en le forçant à garder le lit, mais qui n'a pas reparu depuis. Il a été sujet à des éruptions de la face avec sécrétion purulente, déterminant la formation de croûtes ; il a souvent des coryzas de courte durée, mais il ne s'enrhume pas facilement. Il a fréquemment une inflammation chronique des paupières, qui cède à l'usage des dérivatifs ; il est aussi très-sujet aux furoncles, mais n'a jamais eu d'affection dartreuse. Dans son enfance, il avait chaque printemps des saignements de nez très abondants, pendant 2 ou 3 jours de suite ; ils ont disparu à l'âge de 18 à 19 ans. c'est depuis cette époque, jusqu'à l'âge de 23 ans, qu'il est sujet à des congestions cérébrales ; le sang se porte si facilement à la tête qu'il ne peut rester en repos pendant la journée et est obligé de prendre un exercice continuel. Son père avait des hémorroïdes et tous ses frères en ont eu à un degré plus ou moins prononcé ; lui seul n'en a pas. Enfin il chante beaucoup depuis l'âge de 17 ans, presque comme s'il en faisait une profession ; il a dû y renoncer depuis le développement de son affection actuelle. Cette maladie a commencé dans le mois de novembre 1857 ; bientôt elle occasionna un engorgement des amygdales, qui sécretaient abondamment des matières d'odeur fétide : aussi se décida-t-il à les faire exciser. Il a fait pour s'en débarasser de nombreux traitements, après avoir d'abord

essayé inutilement l'emploi des gargarismes les plus divers, à l'alun,
au borax, etc.; il s'est rendu à Livourne, où il a pris les bains de mer
pendant 3 semaines; ils provoquèrent une grande irritation, qui obligea
à les suspendre; il n'y eut du reste pas d'amélioration consécutive. Il
resta à peu près un an sans se soigner, puis il se rendit aux Eaux d'Ems ;
là il prit la boisson, les bains et des inhalations de vapeur pendant 6 semaines; il n'en obtint aucun résultat. Il passa ensuite un mois à Ostende, où il
prit les bains de mer, se gargarisa avec de l'eau de la mer, et où on le soumit à des cautérisations répétées tous les deux jours avec la solution
de nitrate d'argent; il y eut un mieux très-appréciable, et il put recommencer à chanter un peu ; toutefois la maladie revint peu à peu et reprit bientôt son ancienne intensité. Il alla à Vevey faire une cure de
raisins d'un mois, qui n'eut aucun effet ; il se rendit ensuite à Montpelier,
où on le soumit à divers traitements : cautères au bras, eau sulfureuse
de Labassère en boisson, bains de siége chaque jour et lavement tous
les deux jours ; enfin on y ajouta l'huile de foie de morue tout cela
fut sans résultat. En 1859 il alla faire une cure de quatre semaines
aux eaux sulfureuses de Weilbach ; il y eut d'abord un peu d'amélioration, puis l'affection resta stationnaire. Aussitôt après, il se rendit à
un établissemest hydrothérapique ; pendant les deux premières semaines de ce traitement l'amélioriation fut si prononcée qu'il se crut guéri ;
puis sa maladie redevint aussi intense et aussi opiniâtre qu'avant : il
y resta trois mois. C'est à cette époque; et probablement sous l'influence
des moyens hydrothérapiques, que parut une éruption caractérisée par
des taches accompagnées de prurit, qui se montra sur une des faces
latérales du nez, sur le cou, le pied et les cuisses ; on la regarda comme
syphilitique, bien qu'il n'ait jamais offert aucun signe de cette diathèse,
et on lui fit faire des frictions mercurielles. Sur l'avis de M. Ricord.
qu'il vint consulter, et qui regarda son affection comme étant de nature
dartreuse, il suspendit ce traitement et se rendit aux eaux d'Aix-la-
Chapelle, où il resta quatre semaines ; là cette éruption disparut, et la
gorge alla beaucoup mieux. Enfin il se rendit à Nice. pour y passer l'hiver,
y prit les bains de mer pendant deux semaines, et suivit un traitement
homéopatique qui n'eut aucun effet. Il vint aux bains de Saxon au mois
de Mai 1861, d'après l'avis du Dr Finella.

A son arrivée nous constatons l'état suivant : la voix est naturelle,
mais quand il parle un peu, il sent des picotements dans la gorge, et
la voix s'altère, prend un timbre enroué et s'éteint; le chant est possible, mais douloureux et pénible. Il éprouve le matin et le soir, quelquefois aussi dans la journée, le besoin de rendre des crachats visqueux ;
un chatouillement l'avertit de la nécessité de se débarrasser des mucosités par un effort énergique d'expiration, qu'on a comparé au *hem*
des Anglais. Quand il se fatigue il sent une douleur dans le pharynx
et surtout dans le larynx, qui en est le siége essentiel. En examinant
les parties malades, on trouve une injection uniforme et assez prononcée

du pharynx et des piliers du voile du palais ; on voit s'y dessiner des veinules bien développées ; on y aperçoit de petites tumeurs globuleuses, à demi transparentes, grosses comme des têtes d'épingles, formées par les glandes de la muqueuse, et qui caractérisent l'angine dite granuleuse ou glanduleuse.

L'affection paraît se propager hors de la portée de la vue, dans les deux sens, c'est-à-dire vers les fosses nasales et le larynx.

Son séjour à Saxon a été de 30 jours ; là nous lui prescrivîmes l'eau en boisson, les bains et les inhalations de l'eau iodurée pulvérisée ; nous lui pratiquâmes de plus des cautérisations des parties malades avec uue solution faible de nitrate d'argent (1 p 50), répétées tous les jours, mais en agissant sur des points différents, Lorsqu'il quitta l'établissement il y avait de l'amélioration, mais l'état local n'offrait pas encore une grande modification, ce qui se comprend puisque ces parties étaient incessamment soumises à des moyens excitants. M. R.... se rendit en Russie. et un an après nous avons reçu de ses nouvelles ; l'effet consécutif du traitement suivi à Saxon a été remarquable, et aujourd'hui notre malade est guéri et se considère comme délivré de son affection.

Ce cas nous parait offrir de l'intérêt, car on voit que l'ean iodurée, aidée d'un moyen bien simple, a triomphé en 30 jours d'un état morbide qui est, comme chacun le sait, extrêmement rebelle et tenace qui en effet ici avait résisté aux traitements les plus nombreux et les plus divers, et qui durait depuis 4 ans.

Empis cherche, à juste titre, à faire une classe pathologique sous le nom de *Granulie*. Or dans les pays où l'on rencontre des pharyngites granuleuses, il y a aussi un grand nombre de métrites granulées avec fleurs blanches abondantes. Il est vrai que les cautérisations directes et les injections triomphent quelquefois pour un temps plus ou moins long de cette affection dont les femmes et quelquefois les jeunes filles souffrent beaucoup. A Saxon, au contraire, les bains locaux font disparaître ces affections qui ne sont généralement pas suivies de retour, ou qui ne reviennent qu'après un temps considérable.

Voilà quelques observations de rhumatisme tirées de l'ouvrage de Pignant.

J. Z..., cultivateur, avait été alité pendant 18 mois, à la suite d'un rhumatisme articulaire qui n'avait pas été soigné et qui avait réduit le pauvre homme à l'état le plus déplorable. Quand il se fit transporter aux bains de Saxon, toutes les articulations étaient prises, tuméfiées et douloureuses, tout mouvement était devenu impossible; le malade ne pouvait se servir de ses mains, il fallait lui porter les aliments à la bouche; appuyé sur deux béquilles, il ne pouvait allonger ses jambes que de quelques pouces. Ici l'effet des eaux fut admirable, et les autres baigneurs dont l'attention se portait tout naturellement sur un cas si grave, n'en pouvaient croire leurs yeux. En moins de 8 jours, toutes les articulations commencèrent à se dégager et le malade pouvait déjà se promener, à l'aide de ses deux béquilles, dans les corridors de la maison. Le 20ᵉ jour il put se servir de ses mains et gravir la colline, aidé seulement d'un bâton ; 10 jours plus tard, il déposa ses béquilles aux bains en signe de reconnaissance pour reprendre ses travaux de la campagne ; depuis, il ne s'est plus ressenti de ses douleurs.

M. R., à la suite de grandes fatigues, éprouvait une douleur ayant son siége aux deux talons, s'étendant à la plante des pieds, puis au genou droit où elle se fixa définitivement. Le malade fut traité par divers moyens : on employa entr'autres la belladone à haute dose et les saignées en abondance.

A son arrivée aux bains, le malade ne pouvait faire usage de sa jambe qu'à l'aide d'un appui, le genou était tuméfié et le membre était dans un état de demi-flexion. L'épine dorsale est douloureuse au toucher, les maux de tête ne cessent guère, la face est congestionnée, la vue est faible et troublée, le malade voit des nuages et des points noirs voltiger dans la chambre. L'iris de l'œil gauche est immobile, tout le système nerveux présente un désordre des plus considérables. Nous avouons qu'en présence d'un pareil cortége de maux et une constitution aussi profondément atteinte, nous comptions assez peu que les eaux iodurées de Saxon en eussent jamais triomphé; nous nous sommes heureusement trompés, car six semaines de traitement par les douches, les bains et la boisson suffirent pour donner une nouvelle vie au malade qui jouit aujourd'hui d'une bonne santé, pouvant faire de longues courses à pied et supporter de nouvelles fatigues. Cette guérison remarquable a fait l'admiration de tous les baigneurs qui ont été dans le cas de la voir et de l'apprécier.

Je prends l'observation suivante dans la brochure d'Aviolat.

HYDRARTHROSE DU GENOU AVEC ENGORGEMENT PÉRIARTICULAIRE

DU PIED, TRAITÉE AUX BAINS DE SAXON

A.... K...., de Neuchâtel, est un enfant âgé de 13 ans ; il est assez grand pour son âge, d'une constitution plutôt forte que faible, ayant la peau blanche, le tissu adipeux assez abondant, le système musculaire bien développé, les os volumineux ; le teint est frais et assez coloré, les cheveux châtain-clair, les yeux bleus; il n'offre pas de ganglions engorgés et présente tous les attributs du tempérament lymphatico-sanguin. Sa mère jouit d'une très-bonne santé et n'a nullement l'aspect d'une personne scrofuleuse ou lymphatique ; le père est bien portant, grand et vigoureux. Ils ont eu trois enfants ; les deux autres possèdent une bonne santé, mais sont aussi d'un tempérament lymphatique. A..... K..... a été tèrs bien portant jusqu'à l'âge de 7 ans ; à cette époque, il eut une scarlatine grave, dont il ne se rétablit qu'au bout de 2 mois, sans qu'elle ait été cependant suivie d'anasarque ; elle s'était manifestée en automne. Le printemps suivant il eut la rougeole, puis peu de temps après survint une hydarthrose du genou droit. Il n'a du reste jamais eu de disposition à contracter des coryzas, des rhumes, des ophthalmies ; mais il a eu de la suppuration dans les conduits auditifs externes, et il conserve enocre une grande surdité des deux côtés, mais principalement du côté gauche. On lui a fait prendre à trois reprises un peu d'huile de foie de morue au printemps pendant quelques semaines ; c'est du reste le seul traitement interne qu'il ait fait. On a essayé divers moyens contre l'épanchement du genou : vésicatoiros, compressions, cautérisations qui ont laissé sur toute la circonférence de la rotule des cicatrices étendues et profondes ; l'épanchement a toujours persisté. On l'envoya aux bains de Lavey, où il fit une cure de six semaines an commencement de la saison et de 'trois à la fin ; il y eut de l'amélioration, surtout dans l'état général, L'année suivante, il fit un séjour de quatre semaines aux eaux sulfureuses de Schinznach ; ce traitement réussit moins bien et l'éprouva beaucoup ; la troisieme année il prit pendant six semaines les bains d'eaux-mères des salines de Bex, qui fortifièrent sa constitution. La quatrième année, il alla faire un séjour de quatre semaines aux bains de Wildbaden ; enfin, en 1860, il fit un traitement hydrothérapique, à la suite duquel l'affection de l'articulation tibio-tarsienne gauche se manifesta. Il vint en dernier lieu, au mois de mai 1861, faire une cure aux eaux iodo-brômurées de Saxon.

L'articulatiou tibio-tarsienne gauche a conservé sa mobilité, et ses mouvements ne sont pas douloureux ; mais en dedans, au pourtour de la malléole interne, et surtout au-dessous, il y a un empâtement sous-cutané, mou, un peu fluctuant, qui n'offre aucune sensibilité à la pression ; il n'y a ni coloration, ni amincissement de la peau, mais il détermine une tuméfaction très-appréciable de cette région ; cet empâtement s'étend sur le bord interne du tendon d'Achille et sur le bord interne de la plante du pied. Il n'y a pas d'épanchement dans l'articulation tibio-tarsienne, toutefois les ligaments de cette articulation ont souffert et sont relâchés ; le pied est tordu sur son axe antéro-postérieur, le dos renversé en dehors et la plante en dedans ; ce membre offre un point d'appui moins solide dans la marche ou la station aussi notre jeune malade boîte très-manifestement, et s'appuie surtout sur le membre abdominal droit. Il ne peut marcher qu'à l'aide d'une canne ou d'une béquille. Le genou droit offre un épanchement assez abondant et très-ancien : la rotule est soulevée et la fluctuation très-

sensible ; mais il n'est le siége d'aucune douleur. L'état général est
bon.

Ce jeune homme fit un traitement de cinq semaines, qu'il supporta
admirablement ; on voyait pour ainsi dire chaque jour l'appétit aug-
menter avec les forces et le teint s'animer; à la fin cependant il pré-
senta des signes de lassitude thermale : il perdit sa fraîcheur. l'appétit
disparut, il y eut même un peu de fièvre ; on cessa de suite le traitement. Mais l'état local des deux parties malades était resté sensiblement le même lorsqu'il quitta les bains. A partir de ce moment, on
put constater que chaque jour l'épanchement du genou diminua
spontanément, au point de disparaître complétement au bout de six
semaines, sous l'influence de l'effet consécutif du traitement thermal ;
il importe en effet de dire que le malade ne faisait absolument rien,
il était aller se reposer à la campagne ; l'engorgement molléolaire a
très-sensiblement diminué, mais n'a pas entièrement disparu ; enfin
ce trouble momentané apporté dans la santé générale par la cure n'a
pas duré. Pour compléter la guérison, on dut recourir à un traitement orthopédique que nous avions conseillé, qui réussit à redresser
le pied gauche. Le malade vint encore, au printemps 1862, faire une
cure à Saxon, et nous pûmes constater les remarquables résultats qui
avaient été obtenus après son départ, comme cela arrive du reste le
plus souvent pour les traitements thermaux. Le genou est resté radicalement guéri, le pied gauche est parfaitement droit; il persistait
seulement un peu d'empâtement autour de la malléole, qu'on s'est
attaché à combattre dans cette seconde cure, et qui a probablement
entièrement disparu à présent, qui en tout cas avait déjà très-sensiblement diminué à son départ.

Cette observation nous montre un bel exemple de l'action résolutive
obtenue à l'aide de la cure thermale iodé-brômurée sur une affection
ancienne, qui durait depuis plus de six ans, et qui avait résisté aux
traitements thermaux les plus actifs et les plus variés.

Cher ami, je n'en ai pas encore fini avec les propriétés médicales des eaux de Saxon, la lettre suivante sera encore
remplie de faits intéressants.

A bientôt,

BERGERET, DE SAINT-LÉGER.

LETTRE TREIZIÈME

ACTION MÉDICALE DE L'EAU DE SAXON (*suite*)

Goître

CHER AMI,

C'est grâce à l'action fondante de l'iode sur le goître, que nous avons actuellement en thérapeutique ce puissant agent médical. Coindet a rendu un service dont l'humanité entière devrait lui être reconnaissante.

Nous avons vu que, parmi les auteurs, il y a quelque confusion dans ce qu'on doit nommer : goître. En effet, certains d'entre-eux dénomment ainsi toutes les tumeurs de la partie antérieure du cou. Dans mon mémoire j'ai fait voir qu'on ne devait en admettre que deux variétés — 1° Celle sans sympexions, dans les vésicules closes de la glande thyréoïde, tous guérissables, quelque soit leur volume ; 2° celle avec sympexions dans les vésicules closes de la glande, tous inguérissables, quelque soit également leur volume. Or dans la vallée de la Dheune où cette repoussante affection règne endémiquement à cause des eaux plâtreuses que boivent les habitants, les goîtres sont guérissables dans une très-forte proportion avec de simples frictions d'une pommade à base d'iodures alcalins. Mais l'action de l'eau de Saxon est vraiment prodigieuse contre cette affection. Tous les ans une foule de goîtreux viennent faire fondre leurs tumeurs dans cet établissement.

L'action de cette eau est même si énergique qu'elle demande certaines précautions, l'observation suivante d'Aviolat va le démontrer.

Mademoiselle T...., de Bex, est âgée de 28 ans. Elle offre les attributs du tempérament lymphatico-nerveux ; sa constitution est assez robuste, mais un peu scrofuleuse, l'embonpoint moyen, la taille

bien développée, le teint pâle, les cheveux châtains et les yeux bleus.
Elle ne présente pas d'engorgements ganglionnaires, mais dans son
enfance elle a souvent été atteinte de blépharite ou d'ophthalmie scrofuleuse. Elle a même actuellement une blépharite chronique très-ancienne ;
il y a une vive injection de la conjonctive palpébrale des deux yeux,
avec une sécrétion muqueuse qui colle les paupières le matin ; pas
d'injection de la conjonctive oculaire. Elle a fréquemment des accès
de migraine. Depuis longtemps elle est affectée d'un engorgement de
la glande thyroïde : c'est du reste une maladie extrêmement commune
dans le pays qu'elle habite ; depuis quelque temps il s'y est ajouté des
accès de suffocation. Le lobe droit de la glande thyroïde est très-
développé, atteignant à peu près le volume du poing, dirigé oblique-
ment en haut et en dehors ; il parait fluctuant, le lobe gauche est beaucoup moins développé, nullement fluctuant et dirigé verticalement
en haut ; les deux lobes se déplacent avec le larynx dans les mouvements de déglutition. Ce goître a déjà été traité par une pommade
iodurée, prescrite par le docteur Thomas de Bex ; il n'y eut pas de
diminution, et comme au bout de quelque temps elle détermina des
douleurs gastralgiques, on y renonça.

C'est dans ces conditions qu'elle fut soumise au traitement de l'eau
iodo-brômurée de Saxon ; on lui prescrivit des bains, des douches et
l'eau en boisson. Les douches provoquèrent des accès de suffocatoin
terribles, occupant tout le haut de la poitrine et le cou, dont les
muscles se contractaient, et qui semblait gonfler ; aprés l'accès, il restait une dyspnée intense, qui durait plusieurs heures, accompagnée de
lourdeur de tête, céphalalgie, et d'un malaise général extrême. On
dut renoncer à ce moyen, et la malade n'en prit que trois, dirigées
sur la partie antérieure du cou, de dix minutes de durée,

Pendant les 4 premiers jours du traitement il n'y eut pas d'autre
accident ; le 5ᵉ il se manifesta un peu de dévoiement ; le 6ᵃ on sup-
prima la boisson de l'eau, qui d'ailleurs était assez difficilement
digérée, et le 7ᵉ on dut aussi suspendre les bains. Depuis son apparition, le dévoiement a non-seulement persisté, mais fait des progrès
continuels ; il est devenu presque cholériforme ; pendant deux jours
(8ᵉ et 9ᵉ du traitement), il y a 30 à 40 selles par 24 heures, avec ténesme
et épreintes, coliques vives, accélération marquée du pouls, chaleur
de peau, inappétence, céphalalgie, grande prostration des forces, verti-
ges et bourdonnements d'oreilles. Au début nous ne lui avions ordonné
que du laudanum en boisson et en lavements ; nous lui prescrivîmes
de plus 4 grammes de sous-nitrate de bismuth. Le 10ᵉ jour, il y eut
encore une dizaine de garderobes dans la journée ; nous lui donnâmes
des bols de diascordium et de sous-nitrate de bismuth, par parties
égales. Elle en prit un de 4 grammes, qui provoqua un malaise extrême,
avec angoisses, et envies de vomir. Le 11ᵉ jour, on dut se borner à
lui faire prendre du laudanum ; les selles avaient du reste diminué, il

n'y en eut que quatre dans la journée ; la malade était d'une faiblesse extrême, accompagnée d'une grande surexcitation nerveuse. Elle se crut pourtant assez forte pour quitter les bains. Nous avons appris depuis que ce dévouement n'a pas persisté, et n'a eu aucune mauvaise influence sur la santé générale, sauf une prostration de courte durée.

Dès le début de ees accidents nous avons constaté dans le goître de grands changements ; il avait éprouvé une remarquable diminution de volume ; il ne mesurait plus que 36 1/2 centimètres, au lieu de 38 qu'on trouvait à l'arrivée de la malade ; la tumeur était en outre beaucoup plus molle, et, malgré un état nerveux très-accusé provoqué par les accidents cholériformes, il n'y eut plus d'accès de suffocation ; enfin la voix était plus libre et moins enrouée.

En présence des accidents graves et sérieux éprouvés par notre malade, on doit se demander de quelle nature ils étaient et ce qui a pu les provoquer. Avions-nous ici des accidents de fièvre thermale, dûs soit à l'idiosyncrasie particulière de la malade, soit à un traitement trop actif et trop énergique ? Nous ne pouvons pas admettre cette manière de voir, car les symptômes que nous avons énumérés et que notre malade a présentés, ne sont pas ceux qui caractérisent la fièvre de réaction, dite fièvre thermale. Depuis trois ans que nous pratiquons aux bains de Saxon, nous avons rencontré un assez grand nombre de cas de fièvre thermale, survenue quelquefois dans les premiers jours, plus souvent au milieu, et surtout à la fin du traitement ; jamais elle ne s'est manifestée par des phénomènes ayant de l'analogie avec ceux que notre malade a offerts du côté de l'intestin ; jamais un malade ne nous a présenté ces accidents semblables ; et ce fait reste unique jusqu'à présent. Nous croyons que ce cas doit être considéré comme un exemple de ce qu'on appelle cachexie iodique ou iodisme constitutionnel. Nous n'avons pas la prétention de revenir sur cette question, qui a un moment ému le monde médical lorsque Rilliet de Genève a publié son mémoire, et qui a donné lieu à l'Académie de médecine à une discussion qui malheureusement a jeté peu de lumière sur ce sujet ; nous dirons seulement que nous adoptons tout à fait l'opinion de Prévost de Genève et de M. Lebert, au moins pour le cas qui fait l'objet de notre observation. Ces auteurs attribuent les accidents que détermine quelquefois l'iode, non pas à cet agent lui-même, mais à la résorption de la matière thyroïde, qui est obligée de pénétrer dans le torrent circulatoire, pour être éliminée par diverses voies d'excrétion ; la présence de cette matière en trop grande quantité dans le sang provoquerait ces accidents graves, qui à l'état aigu ressemblent à ceux d'un empoisonnement, comme c'est le cas ici, et à l'état chronique apportent une sérieuse perturbation dans le travail de nutrition. La diminution extraordinaire constatée dans le volume de la tumeur, qui se réduisit de 1 1/2 centimètre en 6 jours de traitement, et qui s'était ramollie à un point considérable, est un puissant argument en faveur

7

de cette interprétation. Nous le répétons, nous n'avons pas la prétention d'expliquer ainsi tous les exemples de cachexie iodique qui peuvent se rencontrer, parce que nous n'avons pas de matériaux pour juger cette question difficile, mais nous attribuons sans hésitation à cette cause les cas d'iodisme survenus dans le goître, et ce sont les plus nombreux, s'ils ne sont pas seuls. Ceci justifie le précepte que donne M. Lebert, qui recommande de surveiller le traitement du goître, et de redouter de le faire disparaître trop promptement.

Ainsi, cher ami, tu vois que l'eau de Saxon agit précisément dans les mêmes cas où en thérapeutique spéciale on administre l'iode des officines.

Tous les médecins hydrologues savent que les médicaments fournis par les pharmaciens sont infiniment moins actifs dans les maladies, que ces mêmes agents tenus en dissolution dans les eaux thermales naturelles. Ainsi, par exemple, les eaux ferrugineuses ne contiennent généralement que quelques centigrammes de sels ferriques, et cependant cette faible dose donne des résultats plus accusés et plus heureux que des quantités doubles, triples et même décuples données sous formes pharmaceutiques. C'est ce qui explique comment les faibles doses relatives d'iodures alcalins tenus en dissolution dans les eaux naturelles de Saxon, produisent des effets curatifs si merveilleux, tandis que les doses énormes que l'on administre dans les cliniques ordinaires ont des effets lents et sont mal supportées par les malades. Car provenant des apothicaires, les iodures alcalins sont souvent mêlés à des iodates ; ils finissent par fatiguer l'estomac comme Mialhe et Leroy l'ont constaté. Pris, au contraire, à Saxon, les iodures facilitent d'une manière remarquable la digestion. Il est bon de noter qu'à cette source, ces iodures sont associés à des bicarbonates alcalins, à l'arsénic et au phosphore ; substances qui, malgré leurs faibles doses, par litre, comptent néanmoins, quand on songe que chaque malade absorbe plusieurs litres par jour, tant à la source, qu'à table et aux bains.

Tout à toi,

BERGERET, DE SAINT-LÉGER.

LETTRE QUATORZIÈME

COMPARAISON ENTRE LES EAUX DE SAXON ET LES EAUX CHLOROBRÔMURÉES SODIQUES

CHER AMI,

Tu pourrais peut-être m'objecter que les eaux de Saxon ne sont cependant pas seules capables de guérir toutes les maladies dont je viens de parler. En effet, relativement à toutes ces maladies, il y a matière à discuter sur l'efficacité curative différentielle des eaux chlorobrômurées sodiques les plus réputées et celle de Saxon. C'est surtout vis-à-vis de la scrofule que certaines eaux chlorobrômurées sodiques comme Kreuznach, Salins, Nanheim, Hombourg, etc., avaient une réputation européenne avant qu'on connut Saxon.

Il y a donc ici une grave question à résoudre : sont-ce les agents minéralisateurs qui ont une action curative directe, ou interne dans les eaux chlorobrômurées sodiques et dans les eaux iodées de Saxon, ou bien est-ce le mode d'emploi externe, ou indirect, qui agit dans la scrofule ?

Or, avant d'entamer cette discussion, remarquons les faits suivants : Pendant bien des siècles on a guéri des fièvres intermittentes avant de connaître l'*écorce du Pérou*, comme dit Gui-Patin ; on a guéri bien des chloroses avant d'employer le fer ; enfin la dartre et le nervosisme ont été bien des fois victorieusement combattus avant qu'on vulgarisât la médication arsénicale. Mais il reste à déterminer dans quelle proportion et avec quelle rapidité ces maladies étaient autrefois guéries avant qu'on employât ces substances ?

Mais puisque c'est de l'action anti-scrofuleuse que nous voulons parler, qu'est-ce donc que la scrofule ? C'est le résultat d'une perturbation profonde dans la trophie histologique normale (1). Perturbation produite, soit par une mauvaise alimentation, soit parce que le sujet, pendant longtemps, a subi de mauvaises conditions hygiéniques : froid humide, malpropreté, défaut d'insolation, d'aération, défaut d'exercice, etc., etc., soit enfin, parce que la maladie lui est héréditaire.

Laissons la cause de côté. Pour produire la scrofule, les principes immédiats n'éprouvent pas au sein de l'organisme le dégré voulu d'oxydation ; et l'acte trophique qui a lieu dans l'élément histologique reste anormal. Il se produit d'abord de la bouffissure du tissu cellulaire, puis de l'engorgement des ganglions lymphatiques superficiels, *c'est le lymphatisme* ; puis enfin, il y a perturbation trophique des tissus, *c'est la scrofule confirmée*.

Or le sang possède des organes producteurs. Ce sont la rate et, plus spécialement, les ganglions lymphatiques. Ces petits organes sont au nombre de 12 à 1500 répandus dans tous les organes, principalement au cou. aux aisselles, aux aines et dans les cavités intérieures du corps. Dans ces glandes naissent continuellement des cellules hématiques qui sont entraînées par la lymphe et conduites dans le sang pour remplacer *incessamment* celles qui disparaissent *incessamment*. La composition normale du sang, qui forme l'imbibition trophique histologique, dépend donc de la lymphe et primitivement de l'état d'intégrité des ganglions lymphatiques; aussi les maladies des ganglions lymphatiques exercent-elles une influence rapide sur la composition du sang qui ne contient pas moins de quatre-vingt millions de ces cellules erratiques. La scrofule est la maladie qui affecte 99 fois sur 100 les ganglions et même les vaisseaux lymphatiques. Dans cette maladie, le sang s'appauvrit, avec une grande rapidité, en globules rouges, qui sont chargés de porter d'une manière incessante le gaz respirable à chaque cellule histologique. Les

---

(1) Voir *Physiologie des sciences cosmologiques, etc.*, par Bergeret, de Saint-Léger, *ouvrage cité*.

globules rouges du sang devraient se nommer : *oxyphores* ou *biophores*.

Or depuis qu'on se sert du mot *lymphatisme* à tout propos, on pense généralement dans le monde qu'il faut être atteint d'ulcères ou d'affections des os pour être scrofuleux. La scrofule, comme toute maladie constitutionnelle, a des degrés et des formes ; et tel est scrofuleux qui a des ophthalmies très-légères mais chroniques, un coryza chronique, une amygdalite chronique, une adénite cervicale non suppurée, etc.

Quelles sont donc les manifestations de la scrofule ? Le médecin praticien est fort embarassé pour se prononcer à cet égard, vis-à-vis de ses clients ; constamment il déguise sa pensée sous des dénominations baroques et inintelligibles car personne ne veut être scrofuleux. Je suis donc obligé de dire que la scrofule est d'une telle fréquence, qu'il n'y a guère que les robustes campagnards qui en soient exempts. Depuis la peau jusqu'aux os, la scrofule se manifeste dans tous les tissus. Ainsi tout bouton pustuleux est scrofuleux ou syphilitique ; toute surdité précoce est scrofuleuse ou syphilitique ; toute maladie chronique des yeux est scrofuleuse ou syphilitique ; toute anormalité du côté des glandes ou des vaisseaux lymphatiques est scrofuleuse ou syphilitique ; toute maladie des os est scrofuleuse ou syphilitique ; toute maladie chronique des gencives, des dents, toute bronchite chronique sont 9 fois sur 10 de nature scrofuleuse. En un mot, toutes les affections chroniques des tissus, systèmes, organes, etc., sont 9 fois sur 10 scrofuleuses ou syphilitiques et le plus souvent scrofuleuses et syphilitiques en même temps.

La phthisie scrofuleuse, elle-même, n'est rien moins que très-commune. Il ne saurait en être autrement tant est considérable le nombre des scrofuleux. Baudelocque assigne, à juste titre, comme cause générale de la scrofule, la viciation de l'air et le défaut d'aération, c'est à tort qu'il ne parle pas de l'oisiveté, car le défaut d'exercice est une des principales causes de la scrofule. Ces causes ont été très-nettement formulées autrefois par Van-Swieten. Dans les deux ouvrages écrits par moi et que j'ai déjà plusieurs fois cités, je reproduis un grand nombre d'observations à l'appui de cette manière de voir.

Cher ami, puisque je parle de la phthisie scrofuleuse je veux encore t'en dire deux mots avant d'entamer la discussion générale sur l'activité curative des eaux naturelles anti-scrofuleuses. A l'égard de la phthisie pulmonaire ; on revient aujourd'hui aux idées du siècle dernier, c'est-à-dire qu'on en admet plusieurs variétés? La phthisie tuberculeuse essentielle, la phthisie scrofuleuse et la phthisie syphilitique. Or tous les praticiens regardent ces deux dernières variétés comme guérissables et la preuve c'est que dans les salles d'autopsie on trouve très-communément des cavernes cicatrisées. Du reste tous les médecins hydrologues citent des cas de guérison de la phthisie scrofuleuse et de la phthisie syphilitique.

Mais jusqu'alors les eaux chlorobrômurées sodiques ont spécialement attiré la considération des praticiens par les résultats heureux que l'on en a retiré dans certains cas bien déterminés. Or à Saxon tous les médecins inspecteurs, qui se sont succédés, ont enregistré des cas de guérison de phthisie ; malheureusement les observations sont plutôt mentionnées que décrites avec des détails suffisants.

A toutes les stations thermales, on ne traite, bien entendu, que les cas de phthisie atonique, sans fièvre, alors que l'on veut stimuler l'organisme et ramener l'affection à l'état aigu, pour que la nature médicatrice provoque l'élimination des produits délétères et recrée, à nouveau, les éléments normaux des organes en les faisant passer par toutes les phases embryonnaires.

Ceci étant admis, revenons aux questions que nous avons posées au commencement de cette lettre. Est-ce l'action directe interne, ou médicamenteuse proprement dite des eaux iodées de Saxon ou des eaux chlorobrômurées sodiques qui guérit la scrofule? ou bien est-ce l'action indirecte, externe, c'est-à-dire les bains, les douches, etc., qui ont un effet curatif?

Pour les eaux iodées de Saxon, l'effet curatif est en même temps direct et indirect car elles agissent *intus* et *extra* ; mais pour les eaux chlorobrômurées sodiques, leur action n'est

qu'indirecte ; elles n'agissent que sous formes de douches ou
de bains ; car elles ne sont pas buvables, et de plus les principes minéralisateurs qui les constituent n'ont qu'une faible
action médicinale.

Examinons donc l'action externe ou indirecte des eaux
minérales. Quel est l'effet des douches ? Elles produisent une
excitation générale de tout l'organisme. Les appareils, les
organes, les tissus sont stimulés , les éléments histologiques
éprouvent un mouvement trophique exagéré, exactement
comme celui que produit un exercice violent. Or ce mouvement trophique en s'exagérant produit la résorption de tous
les principes immédiats non suffisamment oxygénés qui sont
anormalement déposés dans les tissus ou qui engorgent les
vaisseaux et les glandes lymphatiques. Ces principes rentrent
dans la circulation générale et sous l'influence de la stimulation trophique exagérée, ils s'oxydent à un degré suffisant
pour servir à la nutrition de l'élément anatomique. C'est
pourquoi, sous l'influence de l'excitation générale des douches,
les malades paraissent maigrir tout d'abord. Tel est en deux
mots l'effet général des douches. Il n'est donc pas étonnant que
les eaux chlorobrômurées sodiques comptent quelques cas de
guérison de la scrofule.

L'action stimulante des douches est exactement comparable
à celle des bains de soleil. Pendant l'hiver que j'ai passé dans
le midi de la France, à Antibes, j'ai écrit un petit livre sur le
choix des stations hivernales. Dans ce livre, j'ai démontré que
l'action tonique et stimulante du soleil était parfois suffisante
pour réveiller le mouvement trophique général, l'exagérer
même, produire promptement, de cette façon, la résorption
d'engorgements froids et ramener ainsi à la santé des individus sous le coup d'un refroidissement organique.

Nous admettons donc une action externe ou indirecte, suffisamment stimulante pour produire parfois un mouvement
trophique histologique capable de résorber les engorgements
strumeux ; mais relativement aux douches, les eaux de Saxon
sont aussi actives que celles de Kreuznach, Salins, etc., etc.

Voyons maintenant auxquelles de ces eaux on doit donner

la préférence sous le rapport direct ou médicamenteux, c'est-à-dire quand elles sont prises en boisson.

En chimie on fait une classe naturelle du chlore, du brôme et de l'iode. Les affinités chimiques de ces corps présentent une grande analogie ; cependant dans les conditions physiques ordinaires, l'un est un gaz, l'autre un liquide et le troisième, l'iode, un solide. Mais à cause de leurs affinités chimiques, doit-on conclure à l'identité de leurs propriétés médicinales? Nous avons vu qu'un semblable raisonnement avait induit en erreur Andral, Barthez, Puche. etc., etc. Cependant Puche a reconnu au brôme une certaine propriété anti-scrofuleuse ; d'un autre côté, la thérapeutique spéciale de Trousseau prête aussi à croire à une certaine efficacité anti-strumeuse du chlorure de sodium, car, en effet, le sel marin introduit en excès dans le sang produit une stimulation remarquable. Cette stimulation peut même aller jusqu'à produire un amaigrissement considérable. Nous ne parlons là bien entendu, que de ces substances prises dans l'officine du pharmacien et je répète ce que j'ai déjà dit dans une lettre précédente : pourrait-on, aujourd'hui, baser raisonnablement une médication anti-scrofuleuse, soit sur les brômures, soit sur les chlorures, soit sur ces deux genres de sels administrés en même temps ? Pas un médecin praticien n'oserait le soutenir. En effet, les iodures sont définitivement acceptés par tous les praticiens pour les opposer à la scrofule dans toutes ses manifestations.

Ainsi les scrofuleux qui vont chercher la guérison de leurs souffrances dans les établissements chlorobrômurés sodiques éprouvent quelquefois du soulagement et parfois la guérison par un mécanisme indirect comme je viens de l'expliquer plus haut. Mais alors combien plus nombreux, ces cas de guérison, ne doivent-ils pas être à Saxon, où, à l'avantage égal des douches on joint l'action directe et bien plus efficace de l'eau prise en boisson ?

En effet, si dans cette discussion nous admettons une certaine action anti-scrofuleuse aux brômures et aux chlorures des officines, il n'en est plus de même relativement à ces mêmes substances tenues en dissolution dans les eaux chlorobrômurées sodiques, car comment boire des eaux si fortement minéralisées? C'est impossible ; en sorte que leur action reste forcément indirecte ; tandis qu'à Saxon on a le triple avantage 1° des douches et des bains, 2° de l'eau prise en boisson, 3° de l'administration de l'iode qui est le véritable spécifique de la scrofule.

Mais pourras-tu encore m'objecter, par les bains, la peau absorbe les substances médicamenteuses que renferment les eaux chlorobrômurées sodiques. Or les bains peuvent-ils remplacer la boisson ? En d'autres termes, l'absorption cutanée peut-elle remplacer l'absorption gastrique? Non, évidemment non, quand même on resterait toute la journée dans une piscine comme cela se pratique à Loëche.

Autrefois on regardait les bains comme l'agent le plus actif de la thérapeutique hydrologique, mais depuis longtemps déjà on doute de l'action absorbante de la peau. Seguin dans son mémoire sur la transpiration conclut à la non absorption de la peau, Magendie doute de l'action absorbante de la peau.

Willemin, Mongeot, Reveil en France ont spécialement étudié la question de l'absorption de l'eau et des substances médicamenteuses dissoutes dans l'eau. Willemin croit à l'absorption et Mongeot et Réveil n'y croient pas.

En Angleterre, Thomas Graham a démontré l'absorption gazeuse par la peau, mais il n'a pu constater d'absorption aqueuse.

Le *Rapporteur de la Société d'hydrologie médicale* de Paris n'hésite pas à dire : (*De l'absorption dans le bain médicamenteux, premier rapport*, page 7, Paris, 1863.) Dès aujourd'hui, la commission est convaincue que la peau de l'homme n'est pas la voie choisie par la nature pour faire pénétrer les liquides dans l'économie.

Ainsi aujourd'hui on regarde l'absorption cutanée comme nulle. — Les bains n'ont qu'une action locale.

Ainsi donc, quand même les eaux chlorobrômurées sodiques auraient une minéralisation dont l'efficacité curative serait aussi grande que celle de Saxon, elles lui seraient encore de beaucoup inférieures parce qu'elles ne sont pas buvables et que l'absorption cutanée dans les bains peut être considérée comme nulle.

Cher ami, nous pouvons donc conclure d'après tout ce que nous venons de dire, que sous le rapport de la médication scrofuleuse, aucune eau ne saurait entrer en comparaison avec Saxon sous le rapport de l'efficacité curative. Mais quand il s'agit des propriétés anti-syphilitiques de ces eaux, il n'y a plus aucune comparaison à établir, car l'iode est seul actif, en sorte que les eaux de Saxon restent seules avec les propriétés accusées que nous lui connaissons. En effet, qui songerait à donner du chlorure de sodium pour guérir la vérole? Qui, depuis les remarquables travaux de Puche rapportés par Rames et Huette dans leurs thèses inaugurales, donnerait du brômure de potassium pour guérir cette maladie? Au contraire, tous les jours les praticiens administrent les iodurés contre les accidents tardifs de la vérole et tout le monde connait les résultats heureux de cette médication qui est cependant bien loin de valoir celle par les eaux de Saxon.

A-t-on jamais songé aux chlorures et aux brômures pour faire des injections dans les cavités closes hydriques et pyoïques. Le brôme a des propriétés désinfectantes, le chlore les partage, mais ces substances sont généralement abandonnées et c'est à l'iode qu'on s'adresse pour panser les plaies de mauvaise nature. Une des observations que j'emprunte à Aviolat démontre suffisamment l'efficacité merveilleuse de l'eau de Saxon pour tarir les abcès profonds. Chez l'enfant coxalgique dont je rapporte l'histoire, j'ai été témoin moi-même de cette action merveilleuse dans de vastes abcès par congestion.

Connaissant la rapidité instantanée de l'absorption de l'iode, c'est, comme je te l'ai dit, à ce corps qu'on s'est adressé pour calculer la rapidité de la circulation ; mais on aurait tout aussi bien pu employer les brômures. On n'a évidemment pas songé aux chlorures ; car le sang en contient normalement et il eut été, par ce fait, impossible de distinguer les chlorures physiologiques des chlorures expérimentaux. Cependant ces sels sont aussi rapidement absorbables que les iodures ; aussi remarque ce fait d'une très-haute importance dans la question que j'étudie : c'est que les substances qui sont *rapidement* absorbées sont aussi *rapidement* éliminées. Or en thérapeutique le mode d'administration d'un agent médicamenteux en produit presque toujours toute l'efficacité curative. Comment donc les iodures, les brômures et les chlorures doivent-ils être administrés, pour être efficaces, puisqu'ils sont si rapidement absorbés et éliminés ? Il faut qu'ils soient constamment en dissolution dans le sang pour modifier le plus promptement et le plus activement possible la trophie de l'élément anatomique. Le sang dans les capillaires marche lentement, il imbibe l'élément histologique et il se produit le double mouvement endosmotique et exosmotique pendan} lequel la cellule organique puise les principes immédiats qui sont propres à son évolution complète et régulière et rejette ceux qui, après avoir servi, sont devenus impropres à la continuation de cette évolution. Or le mouvement trophique est incessant, donc il est urgent que l'iode, qui jouit des propriétés que nous lui connaissons, circule incessamment dans le sang qui constitue cette imbibition trophique.

Comment donc faire pour qu'il y ait constamment de l'iode dans le sang puisqu'il est si facilement éliminé ? Boire peu et souvent! L'eau de Saxon est heureusement très-bonne à boire, tandis que les eaux chlorobrômurées sodiques des eaux-mères des salines ne sont pas buvables.

La question que je débats demanderait de grands développements, mais ce serait répéter inutilement des arguments qui se trouvent consignés dans les écrits que j'ai signalés en note.

En résumé, sous aucun rapport, les eaux chlorobrômurées ne peuvent soutenir la comparaison d'efficacité curative dans la scrofule, la syphilis, et une foule d'autres maladies, avec celles de Saxon.

A toi

BERGERET, DE SAINT-LÉGER.

LETTRE QUINZIÈME

MODE D'ADMINISTRATION DE L'EAU DE SAXON, ÉTABLISSEMENT, ENVIRONS, ROUTE POUR SE RENDRE A SAXON

CHER AMI,

L'eau de Saxon se prend à l'établissement ou bien on l'expédie aux malades.

A l'établissement elle se prend en boisson, en bains, en douches de toutes espèces et pulvérisée en inhalations.

A Saxon on boit beaucoup et c'est avec raison. Quand je suis arrivé à cet établissement, j'ai vu avec étonnement qu'on avait perdu l'habitude de boire à la source. Tous les malades prenaient de l'eau pendant leurs bains et à table en mangeant. Depuis le commencement de l'année le pavillon, qui recouvre la source, n'avait été ouvert que pour puiser l'eau que l'on expédie en bouteilles ou en bombonnes. C'est là une bien fâcheuse habitude que l'on laisse prendre aux malades; car depuis le travail de Scoutetten, sur l'état électrique des eaux thermales, et depuis le travail de la commission qui a expérimenté au Montdore (1), on sait que la thermalité produit une tension électrique particulière, qui est d'une grande valeur effective, et qu'il faut faire entrer en ligne de compte, en même temps que la minéralisation, dans les phénomènes physiologiques et médicinaux produits par chaque eau en particulier.

Ainsi c'est donc avec raison qu'à Saxon on boit beaucoup. La thermalité rend cette eau tiède et quelques personnes, à cause de cela, préfèrent la boire froide. C'est à tort, car refroidie elle est moins électrisée et perd dès lors une grande partie de ses propriétés stimulantes.

---

(1) *Gazette des Hôpitaux*, n° 88, 1865.

Quelle quantité doit-on boire de cette eau ? La quantité varie bien évidemment, avec l'âge et la constitution du malade ; mais il y a une considération qui doit mériter toute l'attention du médecin inspecteur de Saxon : c'est la variation dans la proportion de la minéralisation. Or, jusqu'à présent il a été impossible de reconnaître, chaque jour, la quantité des principes dissouts dans cette eau, sans avoir recours à l'analyse directe et très-longue ; cependant il est possible de faire tous les jours des analyses quantitatives par un procédé que je t'expliquerai dans la lettre suivante.

Comment doit-on boire l'eau de Saxon ? Ce que j'ai dit dans mes lettres précédentes sur la rapidité de l'absorption et de l'élémination des iodures introduits dans l'organisme, me dispense d'entrer dans de nouvelles explications : il faut boire souvent et peu à la fois.

A Saxon on prend des bains locaux et généraux. Pour les bains, l'eau est puisée directement à la source par un corps de pompe. Elle se rend dans deux réservoirs; l'un contient l'eau telle qu'elle vient de la source, l'autre renferme de l'eau dont on élève la température à 50° à l'aide de la vapeur; de cette façon elle ne perd aucune de ses propriétés médicinales.

Les bains locaux, les fermentations, les lotions, les injections dans les cavités naturelles ou accidentelles, les lavements, etc., sont pris avec de l'eau à la température prescrite pour chaque cas en particulier. Pour les bains généraux le malade peut les maihtenir exactement à la température prescrite, car les robinets d'eau chaude et d'eau froide sont à sa disposition.

Pour les douches, de toutes espèces, les avantages sont les mêmes que pour les bains.

L'établissement des bains est situé au rez-de-chaussée, dans le même corps de bâtiment que l'hôtel, en sorte qu'on va, en robe de chambre, de son lit aux bains, sans s'exposer aux intempéries.

La durée des bains et des douches est variable avec chaque cas particulier depuis un bain d'une heure ou une heure et demie jusqu'à deux bains par jour.

Chaque bain de 300 litres contient environ 30 à 35 grammes d'iode pur.

L'année dernière (1865) il n'y avait qu'une trentaine de baignoires; mais ce nombre insuffisant doit être augmenté pour la saison prochaine. Quelques-unes sont en bois ; or, c'est un inconvénient sous un double point de vue, d'abord ces baignoires sont difficiles à nettoyer, et en second lieu le bois macéré décompose tous les sels métalliques.

A Saxon il y a des pulvérisateurs dont se servent les malades qui ont des pharyngites granulées, des bronchites chroniques, etc. On m'a assuré que pour la saison prochaine il y aurait une salle d'inhalations

Par la fixité de ses principes minéralisateurs, l'eau de Saxon est précieuse pour l'exportation. O. Henry, dans son mémoire sur la concentration des eaux minérales par voie de congélation, dit que c'est une des eaux minérales naturelles qui peut le mieux se prêter à cette opération. Cette eau concentrée ou non peut se conserver un temps indéfini en bouteille, c'est encore là un avantage considérable. Cependant après un certain temps de bouteille, cette eau prend une légère odeur safranée et une saveur iodique assez prononcée. Je crois que pour lui donner son maximum d'efficacité, il faut, pour la boire, la ramener à sa thermalité initiale : 25°. Plus chaude elle serait peut-être plus active, mais elle serait déagréable à boire.

Cet avantage de la bonne conservation en bouteille, est extrêmement important, car on peut ainsi, faire un traitement chez soi, ou tout au moins le commencer en attendant une saison favorable pour le déplacement.

L'eau de Saxon s'exporte partout. A Paris c'est O. Henry lui-même qui a voulu s'en faire détenteur « *en vue des grands avantages qu'elle doit produire sur certaines constitutions débiles lymphatiques, ou de nature scrofuleuse, si communes dans les grandes cités et les grands centres de population.* »

Saxon possède un avantage unique dans son genre, je veux parler de la roche dolomique. O. Henry dit à son égard :

« J'ai pensé (page 13) d'après cette considération, que la roche pourrait offrir aussi différents produits utiles à la thérapeutique hydrothermale. »

« Ainsi, en réduisant convenablement en poudre très-fine, cette roche, on pourra préparer avec elle *des tablettes ou pastilles de chocolat, des poudres dentifrices, des pommades,* ou bien avec la poudre seule faire *des sachets, des tapiques,* en la réduisant en bouillie épaisse ou étendue sur des cataplasmes ; lessivée avec un peu d'eau, on obtiendra des liquides propres à *imbiber des compresses,* à laver des plaies, ou enfin à donner des bains locaux partiels de mains, de pieds, etc. etc. Ces divers emplois seront faits suivant la volonté des médecins, et nous ne doutons pas qu'ils offriront d'utiles ressources dans l'administration de l'eau de Saxon ou de ses produits. »

En résumé, l'usage interne et externe de l'eau de Saxon est aussi bien entendu que possible.

Ossian Henry dit que : « Saxon prendra un jour rang à côté des premiers établissements d'eaux naturelles du monde. » Jusqu'alors on ne peut recevoir que 150 malades à la fois il est vrai que l'on construit un nouvel hôtel de 100 chambres ; mais avec ce nouvel hôtel ce ne sera encore qu'un établissement secondaire. Espérons donc que d'ici à peu de temps on en construira d'autres. L'emplacement ne laisse rien à désirer : vaste parc où il n'y a qu'à multiplier les allées et à planter de nouveaux bosquets.

Je me permets ici une petite critique à l'égard de la table. A Saxon on déjeune et on dîne à table d'hôtes et on sert une cuisine italienne dans laquelle les sauces au fromage sont par trop multipliées. Cette manière de faire a un double inconvénient : d'abord celui de l'heure fixe qui est gênante pour beaucoup de baigneurs et ensuite, le plus grave à mon avis, celui de donner indistinctement la même alimentation à tous les malades. Pour parer à ces inconvénients, il faudrait qu'il y eut un restaurant à la carte, où tous les malades pourraient manger de 10 heures à midi suivant les prescriptions du médecin, et boire des vins en rapport avec les effets que l'on cherche à obtenir. Quant au repas du soir, il pourrait se faire en commun, car les plats sont assez variés pour que chacun suive le régime qui lui serait ordonné.

Les excursions les plus attrayantes s'offrent aux baigneurs. Saxon est placé au centre de tous les points de vue merveilleux que les touristes visitent en Suisse.

Le village avec sa vieille église et sa tour circulaire, reste de fortifications féodales, s'élève au-dessus de l'hôtel, sur une pente verdoyante qui sert de base au pic gigantesque de *Pierre-à-Voir*. En face, se trouve Saillon avec son vieux manoir crénelé, surmonté de la *dent de Morcle* et du *Mont-des-Vents*. La *vallée de Bagne* si renommée par sa singulière beauté, et celle du *Giétroz* qui voit tomber, chaque année, des avalanches de glace, en sont très rapprochées. On est à un jour de *Chamounix* et à huit heures du *Grand-Saint-Bernard*. En une demi-heure de chemin de fer on est à *Vernayaz* où l'on voit la fameuse *Pissevache* et les *gorges de Trient* où 300 à 400 touristes se rendent journellement pendant l'été.

Du sommet de Pierre-à-Voir le regard étonné plane sur un horizon sans bornes. Les montagnes, les vallées, les glaciers, les lacs, les torrents, les villages se succèdent les uns aux autres et présentent un panorama d'une étendue et d'une beauté merveilleuse. On voit à ses pieds la *vallée du Rhône* depuis Saint-Maurice jusqu'au Simplon ; au nord le *lac Léman*, la *chaîne des montagnes du Jura* depuis Gex et Pontarlier, les *Diablerets*, le Gemmi, les montagnes de l'Oberland ; au midi, l'*hospice du Grand-Saint-Bernard* le mont *Velan*, la *vallée de Bagne*, et le *Giétroz* avec son immense mer de glace, que l'homme n'a pas encore osé visiter. A gauche du Giétroz, le mont *Pleureur*, ainsi nommé à cause des sources innombrables qui jaillissent de ses flancs. Plus loin *Zarmotana*, montagne qui sépare la vallée d'Aoste de l'Entremont ; à l'est, le Simplon et la *chaîne des monts de la vallée* ; à l'ouest la *Dent du Midi*, le *Mont-Blanc*, la vallée de *Chamounix* et les *montagnes de la Savoie*.

Dans les gorges de Trient, on fait plusieurs kilomètres sur des planches clouées aux flancs du rocher, ayant sur sa tête des blocs gigantesques de granit, tantôt enveloppés dans les ténèbres, tantôt illuminés par un rayon de soleil, et sous ses pieds l'eau qui roule rapide et écumante au fond de l'abîme. Par moment on croit toucher aux entrailles de la terre, et l'on est saisi d'une espèce de frayeur mystérieuse, comme si l'on craignait de réveiller, par le bruit de ses pas, le génie endormi de la montagne.

Saxon est une gare du chemin de fer de la ligne d'Italie. Pour s'y rendre on va jusqu'à Genêve en chemin de fer. De cette ville on peut continuer sa route de deux manières différentes : ou poursuivre son chemin par l'Ouest-Suisse jusqu'à Saint-Maurice où l'on rencontre le chemin de fer de la ligne d'Italie, ou prendre le bateau à vapeur à Genêve, et parcourir toute la longueur du Léman jusqu'au Bouveret; là on prend le chemin de la ligne d'Italie qui vous dépose à Saxon à 200 mètres de l'établissement.

Tout à toi,

BERGERET, DE SAINT-LÉGER.

LETTRE SEIZIÈME

EXPOSITION D'UN PLAN D'ÉTUDES A FAIRE DANS TOUTES LES STATIONS THERMALES ET PARTICULIÈREMENT A SAXON

CHER AMI,

Le premier janvier 1866, il sortait de l'imprimerie Landa, un petit travail (*Philosophie des Sciences cosmologiques, et critique des sciences et de la pratique médicales*, par Bergeret, de Saint-Léger, chez Germer-Baillière, 17, rue de l'Ecole de Médecine), dans lequel je crois avoir surabondamment démontré l'urgence absolue de faire l'étude simultanée de tous les agents externes (hygiéniques). Depuis notre naissance jusqu'à notre mort nous vivons en contact avec eux.

Je crois avoir irréfutablement démontré qu'ils sont la cause prochaine de l'immense majorité de nos maladies ordinaires, des épidémies, des épizooties, etc. Même sommairement, je ne veux pas reproduire ici les arguments que je fournis pour soutenir ma manière de voir. Ils seraient sans à-propos direct; car dans les stations thermales, on va passer un mois, en sorte que dans ce court laps de temps, les agents externes n'ont guère le temps de modifier une constitution ; mais ils peuvent influencer considérablement l'action médicinale de l'eau. Je crois donc que des renseignements exacts sur la quantité et sur la qualité de ces agents peuvent aider puissamment le médecin qui veut diriger le malade sur une station, surtout quand il a à choisir entre plusieurs qui jouissent des mêmes propriétés curatives. Or, Saxon, qui a été si vivement critiqué, par Morin et par certains médecins, relativement à la minéralisation de son eau, Saxon, doit mettre carte sur table et confondre tous ses détracteurs.

Dans l'ouvrage dont je viens de te parler, je fournis les indications nécessaires pour faire douze almanachs différents qui seront utilisés pour construire les ordonnées des différents genres d'observations auxquelles ils sont relatifs. A Saxon il n'est pas besoin de multiplier autant les observations qui ne peuvent intéresser que des passagers. Les agents externes, seuls, les plus sensibles et les plus actifs doivent être pris en considération. Ainsi je crois qu'on peut se contenter de faire un almanach iodométrique, thermométrique, électrométrique, ozonométrique, barométrique et météorologique.

Ces almanachs doivent être construits sous les yeux de toutes les personnes présentes à Saxon et ils serviront à la fin de chaque saison à construire des courbes graphiques qui seront imprimées chaque année avec des observations médicales.

N° 1. *Almanach-iodométrique, page* 123.

Toutes les eaux minérales éprouvent des variations dans la proportion de leurs éléments constitutifs. Dans la plupart des eaux thermales les écarts que l'on observe sont d'une médiocre importance, parce que la quantité énorme des sels que l'eau contient en dissolution à son état minimum de minéralisation est encore très-considérable. Mais à Saxon, les variations, d'*après les analyses* des différents chimistes, peuvent intéresser plus de la moitié de la quantité totale, c'est-à-dire que, selon eux, cette eau peut contenir parfois 0,065 et d'autrefois 0,160. On comprend, dès lors, qu'il est de la plus haute importance, pour le médecin inspecteur, ainsi que pour les malades, d'avoir un moyen sûr et prompt de se rendre compte tous les jours des écarts dont je parle.

De l'avis de tous les chimistes, l'eau est plus minéralisée après un temps pluvieux, qu'après une longue succession de jours secs. Ce fait est vrai et nous en connaissons l'explication, mais il n'y a dans ce fait qu'une indication générale et rien de suffisamment accusé pour baser une règle de conduite médicale.

Quelle est exactement la marche à suivre pour se fixer définitivement sur les causes des variations dans la minéralisation de l'eau de Saxon ? A mon avis il faudrait 1° journellement faire l'analyse de l'eau avec une quantité *constamment* la même d'un réactif, et *constamment* la même de l'eau de la source puisée à la même heure ; 2° tenir compte exactement, journellement et simultanément, de tous les agents externes dont j'ai parlé plus haut.

Voyons d'abord de quelle manière on peut se rendre compte *qualitativement* et *quantitativement* de la minéralisation iodique de la source de Saxon. Tous les chimistes et Ossian Henry en particulier, donnent les procédés analytiques qui décèlent la présence de l'iode et les moyens d'en calculer la quantité, mais ces procédés sont longs et impraticables pour le médecin inspecteur qui voudrait établir un almanach iodométrique de la source de Saxon. Dans le traité *Chimie générale*, de Pelouse et Frémy, t. 1er, page 459 — 1860, on trouve les lignes suivantes :

« On peut aussi constater la présence de l'iode en employant le chloroforme. L'iode libre s'y dissout avec une belle couleur pourpre. »

« Le sulfure de carbone se colore en pourpre par l'action de l'iode de la même manière que le chloroforme ; cette réaction du sulfure de carbone sur l'iode est encore plus sensible que celle du chloroforme et permet de reconnaître des quantités d'iode infiniment petites ; elle est encore plus sensible dans quelques cas que celle de l'amidon (H. Rose). »

« Si on verse quelques gouttes d'acide hypaozotique dans un liquide contenant un iodure alcalin, et si on ajoute 2 ou 3 grammes de benzine, et qu'on agite fortement, la benzine ne tarde pas à monter à la surface du liquide en prenant une belle couleur pourpre due à l'iode qu'elle entraine avec elle. Cette réaction permet de constater avec la plus grande facilité la présence de 1 miligramme d'iode dans un litre d'eau. (Ed. Moride.) »

Je ne veux évidemment pas reproduire ici tous les essais que nous avons faits avec un très-savant chimiste, mon ami Dangivillé. Je dirai seulement qu'en mettant l'iode en liberté au moyen de l'acide hypoazotique et en versant dans la liqueur ainsi traitée du sulfure de carbone, nous avons reconnu que c'était le procédé analytique qualitatif le plus sensible. De l'analyse qualitative nous sommes arrivés à l'analyse quantitative d'une facon fort simple. Nous avons remarqué que plus la solution d'iode était riche plus la couleur rose-violet était accusée. Nous avons alors traité des solutions titrées de 1 centigramme à 20 centigrammes pour un litre d'eau avec une quantité constamment la même de sulfure de carbone et nous avons vu qu'il était possible d'établir une gamme de teintes dont chaque note correspondait exactement à une quantité déterminée d'iode. Notre gamme étant construite, nous avons traité de l'eau de Saxon avec la même quantité de sulfure de carbone et nous avons eu la satisfaction de voir qu'en moins d'une minute on pouvait doser *quantitativement* cette eau au moyen de la gamme des teintes.

Je n'ose pas dire que notre tableau n° 1, page 123, pourra servir de gamme sûre pour faire une analyse exacte ; il pèchera pour deux raisons 1° la gamme est trop petite, 2° l'impression chromographique ne peut évidemment pas être rigoureusement exacte. Mais voici comment cette gamme a été construite et j'engage les personnes qui voudraient faire des analyses exactes à faire elles-mêmes une gamme spéciale avec les indications suivantes.

Pour des solutions progressivement croissantes de 1, 2, 3 jusqu'à 20 centigrammes d'iode à l'état métalloïde par litre d'eau, nous avons pris 150 divisions d'une éprouvette très-rigoureusement graduée. Dans cette quantité de liquide, nous avons versé 10 divisions d'acide hypoazotique, puis agité brusquement deux ou trois fois le tube gradué ; nous avons ensuite ajouté 40 divisions de sulfure de carbone pour obtenir des teintes aussi peu colorées que possible, car il est plus facile de juger vis-à-vis des teintes pâles.

La solution à 1 centigramme par litre nous a donné le premier degré de la gamme ; la solution à 2 centigrammes nous fournit le second degré, et ainsi de suite jusqu'à la solution à 20 centigrammes qui donne le 20e degré.

Pour les solutions titrées, il n'y aurait pas besoin de se servir d'acide hypoazotique, car l'iode est en liberté, mais il est urgent de ne pas négliger cette addition pour établir la gamme des teintes, car la coloration est en rapport avec la quantité de liquide qui se trouve dans le tube gradué.

On juge que la coloration est complète, quand toute la portion aqueuse qui surnage le sulfure de carbone est parfaitement limpide.

Quand, au contraire, on verse de l'acide hypoazotique dans de l'eau de Saxon, elle prend immédiatement une coloration jaunâtre qui est due à l'iode des iodures mis en liberté ; mais l'addition du sulfure de carbone fait immédiatement disparaître cette teinte et elle se colore en un rose-violet d'autant plus intense, que la solution était plus jaunâtre ou pour mieux dire que l'iode mis en liberté, par l'acide hypoazotique, était plus abondant. Alors l'eau qui surnage le sulfure de carbone devient aussi limpide qu'elle était avant l'addition de l'acide hypoazotique.

Ainsi en moins d'une minute toute personne qui ira à Saxon pourra se rendre un compte exact, 1° de la présence de l'iode (analyse qualitative), 2° de la quantité contenue dans l'eau (analyse quantitative). Ce procédé analytique si simple et si rapide confondra, je l'espère, tous les détracteurs de cette source.

N° 2. *Almanach-thermométrique, page 124.*

Le tableau n° 2 est assez explicite pour que je n'aie pas besoin de développer les indications qu'il comporte.

Jusqu'à aujourd'hui, aucune observation thermométrique suivie n'a été faite à Saxon. Habituellement il fait très-chaud le matin avant que la bise souffle, frais l'après-midi quand le vent s'est élevé et bon le soir quand la bise est calmée.

A Saxon, les raisins mûrissent et les moustiques y sont presqu'aussi nombreux que dans le midi de la France. Ces simples données suffisent pour faire croire que la température moyenne n'est pas inférieure à + 12°. Mais la température moyenne n'a rien à voir avec les malades qui vont à Saxon. Il faut absolument savoir à quels écarts ils peuvent être exposés en passant du soleil à l'ombre ou réciproquement, pour donner des avis motivés sur l'habillement des malades. Car souvenons-nous que la médication iodique pousse à la transpiration et que la suppression brusque de la sueur peut avoir des conséquences immédiates très-facheuses pour la réussite subséquente de la cure par les eaux.

N° 3. *Almanach-électrométrique, page 125.*

La tension électrique de l'atmosphère doit être habituellement faible à Saxon, malgré les nuages fréquents et la neige qui tombe tous les mois sur les sommets des hautes montagnes qui limitent la vallée du Rhône. Ces montagnes forment d'énormes pôles où la tension est considérable au détriment de celle de la vallée.

Quelle est la tension électrique de l'eau de la source? personne n'en sait rien. Est-elle variable? Est-elle en relation avec la tension atmosphérique ou plutôt avec le degré minéralisateur de la source? Personne n'a encore songé à faire des observations dans ce sens. Il est cependant de la plus haute importance d'avoir des renseignements positifs à cet égard et de construire une courbe électrique pour la comparer aux ordonnées de tous les agents ambiants et aussi avec celles de l'iodométrie.

N° 4. *Almanach-ozonométrique, page* 126.

A Saxon la courbe ozonométrique doit éprouver des oscillations considérables, car l'ozone est parfois en grande quantité tandis que d'autres fois il doit presque faire complétement défaut. Ainsi, pendant que j'étais à Saxon, il a plu deux jours ; et plusieurs autres fois des nuages se trainant à mi-côte des montagnes obscurcirent le soleil. Or ces jours-là, j'ai vu tout le monde tousser et moi-même qui ne m'enrhume jamais j'ai fait comme les autres baigneurs. J'ai même eu un peu de picottement dans la gorge.

On n'a pas encore fait d'études ozonométriques à Saxon.

N° 5. *Almanach-barométrique, page* 127.

La pression atmosphérique est certainement à considérer dans un établissement comme Saxon qui est situé à 450 mètres au-dessus du niveau de la mer. Il y a, en outre, dans la position topographique et dans la végétation des montagnes environnantes, de quoi tirer un parti avantageux dans certaines affections chroniques des bronches : médication iodique. pression atmosphérique variable à volonté, air balsamique des forêts de sapins. etc. On saura à quoi s'en tenir quand des observations rigoureuses auront été faites.

N° 6. *Almanach-météorologique, page* 128.

On n'a pas encore fait d'études météorologiques à Saxon ; mais il est facile de voir quel est le vent prévalant, car tous les arbres de la vallée sont penchés dans le même sens (oriental). Les branches des arbres qui regardent l'occident sont plaquées contre la tige, tandis que celles du côté oriental sont horizontales. Cette disposition des branches donne un aspect singulier aux arbres de cette portion de la vallée du Rhône qui s'étend depuis Martigny jusqu'à Sion. Pendant les quelques jours que j'ai passés à Saxon, j'ai observé qu'invariablemeut le vent d'ouest, que les gens du pays nomment la *bise*, s'élèvait à midi environ pour souffler jusqu'à 5 ou 6 heures du soir. Ce vent est très-favorable aux habitants et aux récoltes de ces pays ; car il balaie les effluves et les émanations palustres qui seraient funestes pour les gens sédentaires, et il produit une certaine fraîcheur qui tempère la chaleur accablante pour les hommes et les plantes et leur donne du ton.

Mais ce vent qui est favorable aux habitants de la contrée, l'est-t-il aussi pour les malades qui viennent y passer un mois pour suivre une médication iodique ? Bien au contraire, les rhumatisants ainsi que tous les autres malades, quelle que soit leur affection, doivent éviter ce vent et se vêtir de flanelle pour ne pas contrarier l'excitation sudorifique de l'eau iodée. Il est cependant bien agréable de sentir un vent frais quand on étouffe de chaleur, mais gare les névralgies, les douleurs rhumatismales et les métastases, suite de sueur rentrée.

L'hygrométricité de l'air doit être considérable à cause de la masse d'eau en évaporation dans cette vallée.

La pluie est fréquente mais de courte durée et presque toujours orageuse.

Il neige tous les mois d'été sur le sommet de ces hautes montagnes et pendant l'hiver une couche épaisse de neige couvre leurs flancs ; mais elle ne tient pas dans la vallée.

Le grésil est-il fréquent ?

Grèle-t-il souvent ?

Quel est le nombre moyen des jours de brouillards ?

Quelle est la fréquence des orages ?

Autant de questions à résoudre.

Espérons que ces études seront faites à l'avenir.

Bien à toi.

BERGERET, DE SAINT-LÉGER.

1er février 1866.

P. S. Il est infiniment probable que les ordonnées des agents externes offriront avec celles de l'iodométrie des rapports si étroits qu'au bout d'un certain temps, un degré ozonométrique, ou thermométrique, ou hygrométrique, etc., suffira pour juger certainement du degré iodométrique et du degré électrométrique de la source de Saxon.

Remarquons que les données fournies par ces observations et celles données par la minéralisation quotidienne de la source deviendront le point de départ d'une foule d'indications nouvelles et précieuses pour la guérison des malades qui iront à Saxon.

Le plan d'études à faire à Saxon est ici très-écourté ; ainsi, il y aura également à tenir compte des débordements du Rhône qui est le seul cours d'eau important de cette vallée, mais je ne crois pas que ces observations demandent un almanach spécial. Ce fleuve, tout le long de son parcours, reçoit de très nombreux torrents et beaucoup de petites rivières.

Dans cette vallée les marécages sont très-considérables, ils couvrent le tiers environ du sol. Or cette masse d'eau n'est évidemment pas sans influence sur les malades qui vont à Saxon, il y a donc une étude sérieuse à faire à cet égard, car j'ai vu à Saxon même un malade être pris de fièvre palustre.

Sous le rapport géologique, le médecin inspecteur doit aussi consigner quelques observations dans ses rapports annuels. Ainsi Saxon est situé entre deux chaînes de montagnes très-élevées au pied desquelles coule le Rhône. Le sol qui constitue la vallée a été apporté par le Rhône et par les torrents qui descendent des montagnes. Or le centre de la vallée est constitué par une espèce de limon sabloneux que roule le fleuve. Sur les côtés ce sont les débris des montagnes qui dominent chacune des points particuliers que l'on étudie. Ainsi le terrain est schisteux en face des montagnes schisteuses, granitique eu face des montagnes granitiques, etc. L'étude que j'en ai faite pendant mon court séjour m'a confirmé un fait que j'avais déjà observé dans la vallée de la Dheune mais dont la démonstration est bien plus évidente encore à Saxon. Ainsi le cours du Rhône depuis Sion jusqu'à Martigny décrit de nombreuses sinuositées, — un véritable serpente-ment. Quand on n'y réfléchit pas, on pourrait croire que ce serpentement est dû au hasard. Il n'en est cependant rien quand on se demande le pourquoi des choses. Or plus le Rhône s'éloigne d'une montagne, plus celle-ci est friable, ou pour mieux dire, se délite facilement sous l'influence des agents externes ; plus, au contraire, le Rhône se rapproche d'une montagne, plus celle-ci est constituée par des roches dures et inattaquables par les agents ambiants. Dans la vallée de la Dheune j'avais déjà fait les mêmes observations.

Voila, cher ami, tout ce que je sais sur Saxon.

Ton tout dévoué

Bergeret, de Saint-Léger

Tableau Indicatif

	DÉBIT	ÉCHELLE CHROMATIQUE	

N° 2. Almanach Thermométrique

DE

Saxon-les-Bains, Canton du Valais (Suisse), Altitude X

| MOIS de Mai 1866 LUNE | TEMPÉRATURE | | | | Température maximûm et minimum | Ecarts d'avec la température 40° du sang |
| | À L'OMBRE | | | AU SOLEIL | | |
	à 8 heures du matin	à 2 heures du soir	à 6 heures du soir	à 2 heures du soir		
1						
2						
3						
4						
5						
6						
D.Q. 7						
8						
9						
10						
11						
12						
13						
N.L. 14						
15						
16						
17						
18						
19						
20						
P.Q. 21						
22						
23						
24						
25						
26						
27						
28						
P.L. 29						
30						
31						
LUNE D.Q. 7 N.L. 14 P.Q. 21 P.L. 29	Température moyenne à toutes les heures x y z Température moyenne du mois à l'ombre X			Moyenne au soleil à 2 heures x'	Maximum A Minimum B	Ecart maximum A' Ecart minimum B'

N° 3. Almanach—Électrométrique
DE
Saxon-les-Bains, Canton du Valais (Suisse), Altitude X

MAI 1866 LUNE	MAXIMA		MINIMA		Indiquer les heur. des éclairs, foudre, tonnerre
	3 heures après le lever	Même heure à la source	1 heure avant le coucher	Même heure à la source	
1					
2					
3					
4					
5					
6					
D.Q. 7					
8					
9					
10					
11					
12					
13					
N.L. 14					
15					
16					
17					
18					
19					
20					
P.Q. 21					
22					
23					
24					
25					
26					
27					
28					
P.L. 29					
30					
31					
LUNE D.Q. 7 N.L. 14 P.Q. 21 P.L. 29	Maximum moyen à toutes les heures atmosphère a eau b Maximum atmosphère c eau d		Minimum moyen à toutes les heures atmosphère a' eau b' Minimum atmosphère c' eau d'		Résumé Eclairs A Tonnerre B Foudre C Particularités

ECART X

N° 4. Almanach—Ozonométrique.

DE

Saxon-les-Bains, Canton du Valais (Suisse), Altitude X

MAI 1866 LUNE	MAI 1866 LUNE	Détacher chaque jour une bandelette de papier, l'exposer flottante dans un lieu à l'ombre ét à un léger courant d'air. Recoller chaque bandellette ensuite.
1	1	
2	2	
3	3	
4	4	
5	5	
6	6	
D. Q. 7	D. Q. 7	
8	8	
9	9	
10	10	
11	11	
12	12	
13	13	
N.L. 14	N.L. 14	
15	15	
16	16	
17	17	
18	18	
19	19	
20	20	
P.Q. 21	P.Q. 21	
22	22	
23	23	
24	24	
25	25	
26	26	
27	27	
28	28	
P.L. 29	P.L. 29	
30	30	
31	31	
D. L. 7		
N.L. 14		Il faut que le papier ozonométrique soit conservé à l'ombre.
P.Q. 21		
P.L. 29		

N° 5. Almanach—Barométrique

DE

Saxon-les-Bains, Canton du Valais (Suisse), Altitude X

MAI 1866 LUNE	MAXIMA		MINIMA		PRESSION		Noter les variat. brusques les heur. auxquelles elles ont lieu
	à 9 h. mat.	à 9 h. soir.	à 5 h. mat.	à 5 h. soir.	Dans les Puits	Sur les montagnes	
1							
2							
3							
4							
5							
6							
D.Q. 7							
8							
9							
10							
11							
12							
13							
N.L. 14							
15							
16							
17							
18							
19							
20							
P.Q. 21							
22							
23							
24							
25							
26							
27							
28							
P.L. 29							
30							
31							

LUNE	Pression. moyenne à toutes les heures				Ecart dans les puits d'exploit. X' Ecart sur les montagnes X''
	a	b	c	d	
D.Q. 8					
N.L. 16	MAXIMUM		MINIMUM		NOTA. Les heures des maxima et des minima changent en été et en hiver. Il faut des tableaux spéciaux pour chaque saison.
P.Q. 23					
P.L. 30	A	B	C	D	
	ECART X				

N° 6. Almanach–Météorologique
DE
Saxon-les-Bains, Canton du Valais (Suisse), Altitude X

M A I 1866 L U N E	ANEMOLOGIE	HYGROMÉTRIE. Pluie, Brouillards, Nuages, Orages, Tempête, Neige, grésil, grêle.
1		
2		
3		
4		
5		
6		
D. Q. 7		
8		
9		
10		
11		
12		
13		
N. L. 14		
15		
16		
17		
18		
19		
20		
P. Q. 21		
22		
23		
24		
25		
26		
27		
28		
P. L. 29		
30		
31		

L U N E	RÉSUMÉ	HYGROMÉTRIE	ETAT DU CIEL
D. Q. 7	Nord (tant)	Moyenne	Pluie ....jours..(a)
	Est	A	Brouillards ... id. ..(b)
N. L. 14	Sud		Nuages ...... ib. ..(c)
P. Q. 21	Ouest	Maximum	Orages ...... id. ..(d)
	Nord-Est	B	Tempête...... id. ..(e)
P. L. 29	Sud-Est	Minimum	Neige .... id. ..(f)
	Sud-Ouest	C	Grésil .... id. ..(g)
	Nord-Ouest		Grêle........ id. ..(h)
	Etc.		Particularités.. id. ..(k)
	Etc.		

TABLE DES MATIÈRES

Chalon-sur-Saône, typ. L. LANDA.

LIBRAIRIE GERMER-BAILLIÈRE

RUE DE L'ÉCOLE-DE-MÉDECINE, 17

ANGER. **Traité iconographique des maladies chirurgicales** procédé d'une introduction par M. le professeur VELPEAU. Première monographie. *Fracture et luxations,* formant 12 livraisons composées chacune de 8 planches coloriées et de figure intercalées dans le texte. 1865, in-4. Prix de chaque livraison. 12 fr.

AXENFELD. **Des névroses** 1863, 1 vol. in-8 de 677 pag., extrait de la *Pathologie médicale* du professeur REQUIN. 7 fr.

CL. BERNARD. **Leçons sur les propriétés des tissus vivants** faites à la Sorbonne, recueillies par M. Émile ALGLAVE, avec 90 figures dans le texte. 1866, 1 vol. in-8. 8 fr.

BOUCHUT et DESPRÉS. **Dictionnaire de thérapeutique médicale et chirurgicale,** comprenant le résumé de la médecine et de la chirurgie, les indications thérapeutiques de chaque maladie, la médecine opératoire, la matière médicale, les eaux minérales et un choix de formules thérapeutiques, par E. BOUCHUT et A. DESPRÉS, 1866, 1 vol. grand in-8° de 1600 pages à deux colonnes, avec 900 figures intercalées dans le texte. 20 fr.

BRIERRE DE BOISMONT. **Des hallucinations** ou histoire raisonnée des apparitions, des visions, des songes, de l'extase, du magnétisme et du somnambulisme. 3ᵉ édition. 1862, 1 vol. in-8. 8 fr.

LEMOINE (Albert). **De la physionomie et de la parole,** 1 vol. in-18 faisant partie de la *Bibliothèque de philosophie contemporaine.* 2 fr. 50

LIEBREICH (Richard). **Atlas d'ophthalmoscopie** représentant l'état normal et les modifications pathologiques du fond de l'œil, visibles à l'ophthalmoscope, composé de 12 planches contenant 57 figures tirées en chromo-lithographie, accompagnées d'un texte explicatif et dessinées d'après nature par le docteur LIEBREICH (de Berlin). 1 vol. in-folio. 50 fr.

Texte italien de cet atlas 3 fr.

LONGET. **Mouvement circulaire de la matière dans les trois règnes,** tableaux de physiologie avec figures coloriées. 1866, in-4, cartonné. 7 fr.

MOLESCHOTT. **La circulation de la vie.** Lettres sur la physiologie en réponse aux lettres sur la chimie de Liebig, traduction de l'allemand, par M. le docteur CAZELLES. 2 vol. in-18 5 fr.

NIEMEYER. **Éléments de pathologie interne et de thérapeutique,** traduits de l'allemand, par MM. les docteurs CULMANN et SENGEL, annotés par M. le docteur CORNIL, précédés d'une introduction, par M. le professeur BÉHIER. 1866, 2 vol. grand in-18. 18 fr.

SANDRAS et BOURGUIGNON. **Traité des maladies nerveuses.** 1860. 2 vol. in-8. 12 fr.

SCHWEIGGER. **Leçons d'ophthalmascopie,** traduites de l'allemand par M. le docteur HERSCHELL. 1865, 1 vol. in-8 avec figures dans le texte et 3 planches lithographiées. 3 fr. 50

VULPIAN. **Leçons de physiologie générale et comparée du système nerveux** faites au Muséum d'histoire naturelle, rédigées par M. Ernest BRÉMONT (*sous presse*).

Chalon-sur-Saône, typographie L. LANDA.